すごい瞑想

いますぐ！
身体も心も
美しくなる

惣領智子
Tomoko
Soryo

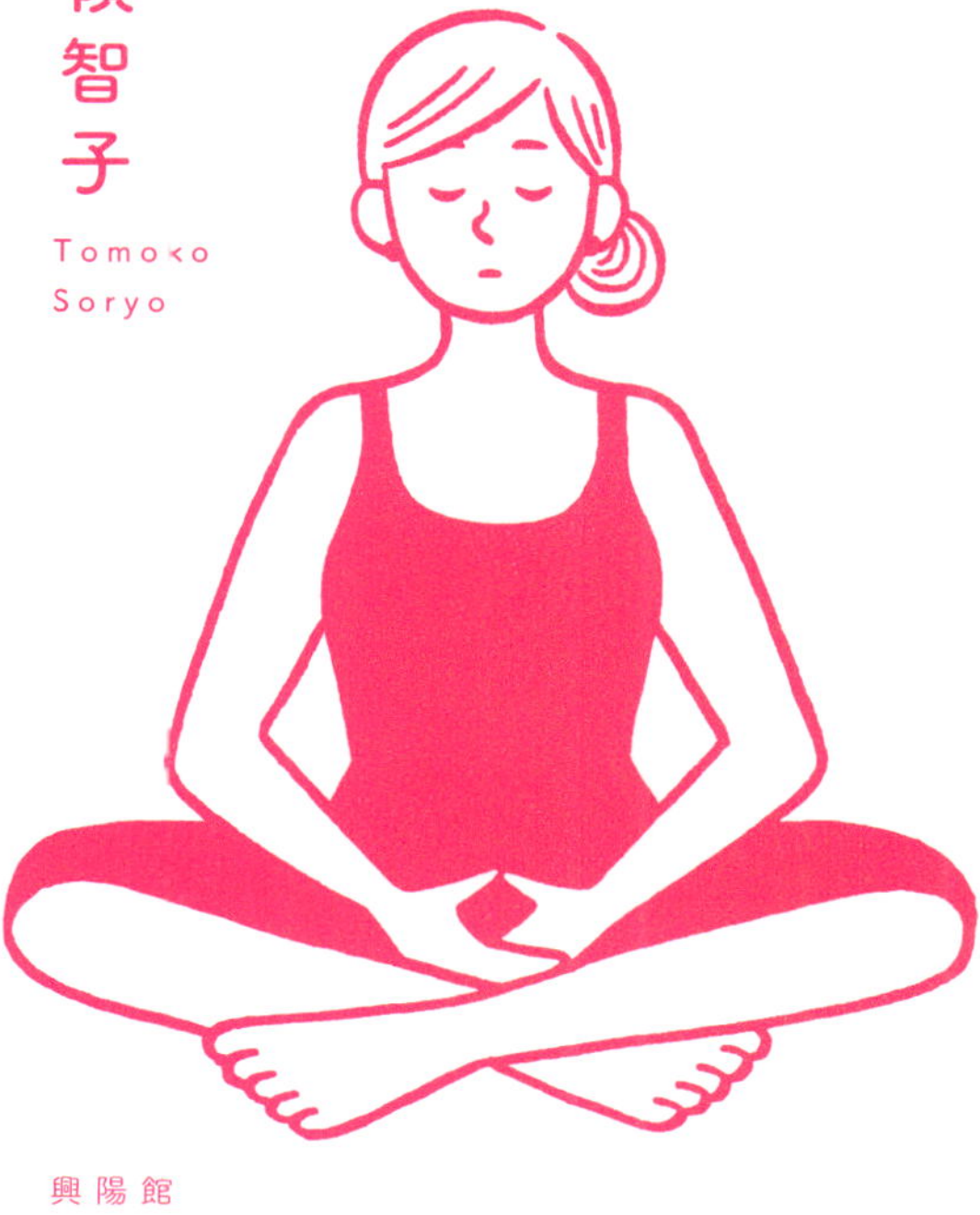

興陽館

すごい瞑想

いますぐ！　身体も心も美しくなる

興陽館

装丁……tobufune
カバー・本文イラスト……小幡彩貴

この本を開いたあなたへ

あなたのちょっとした時間を
使うだけです。

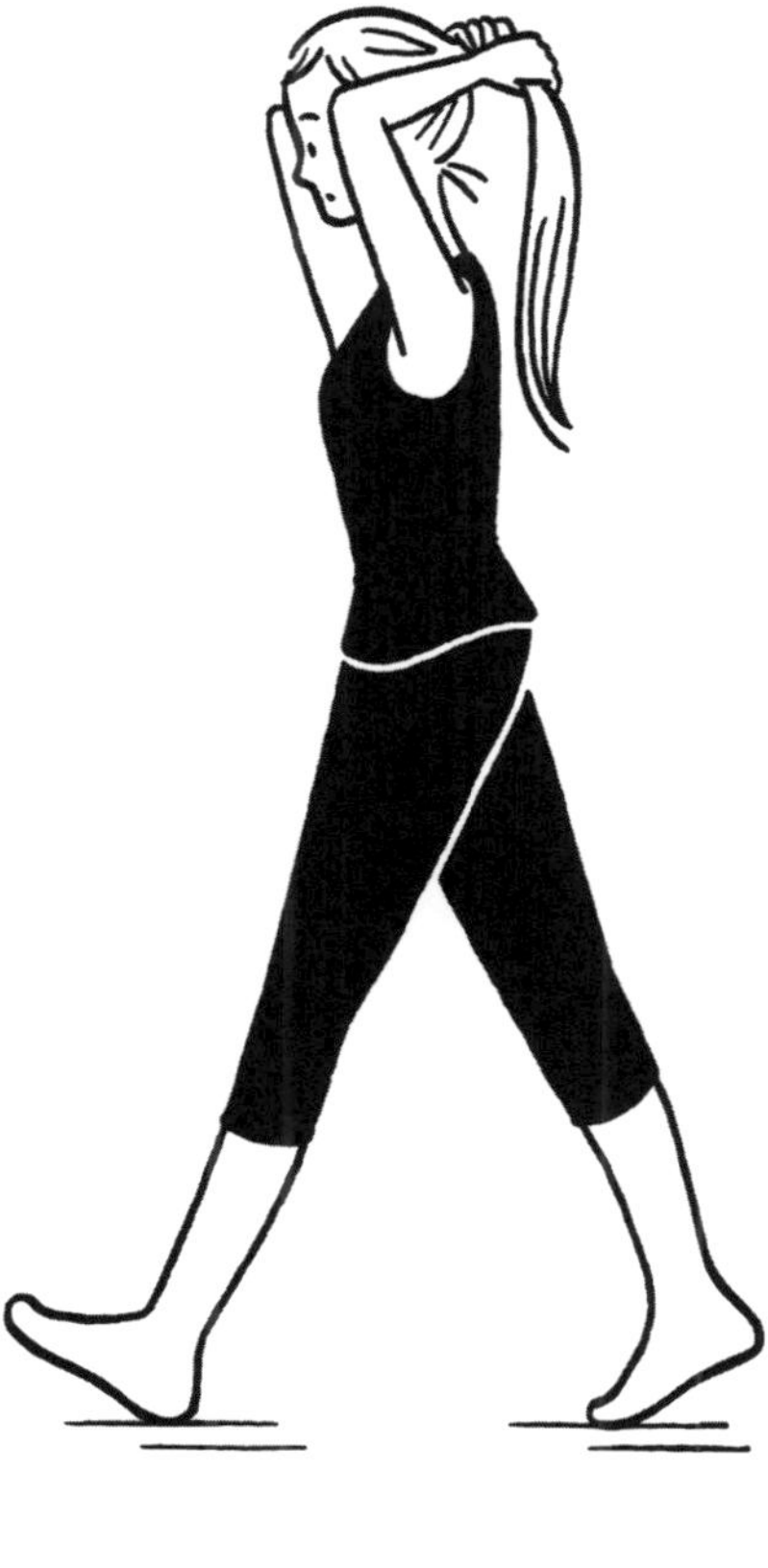

きっと素晴らしい贈り物が
届けられます。

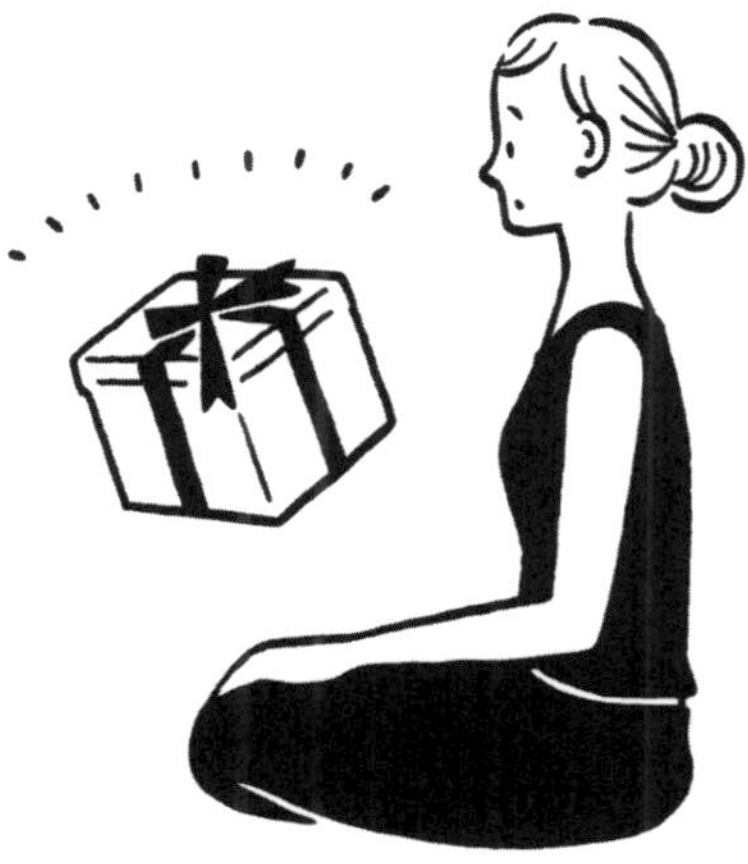

それが瞑想の力なのです。

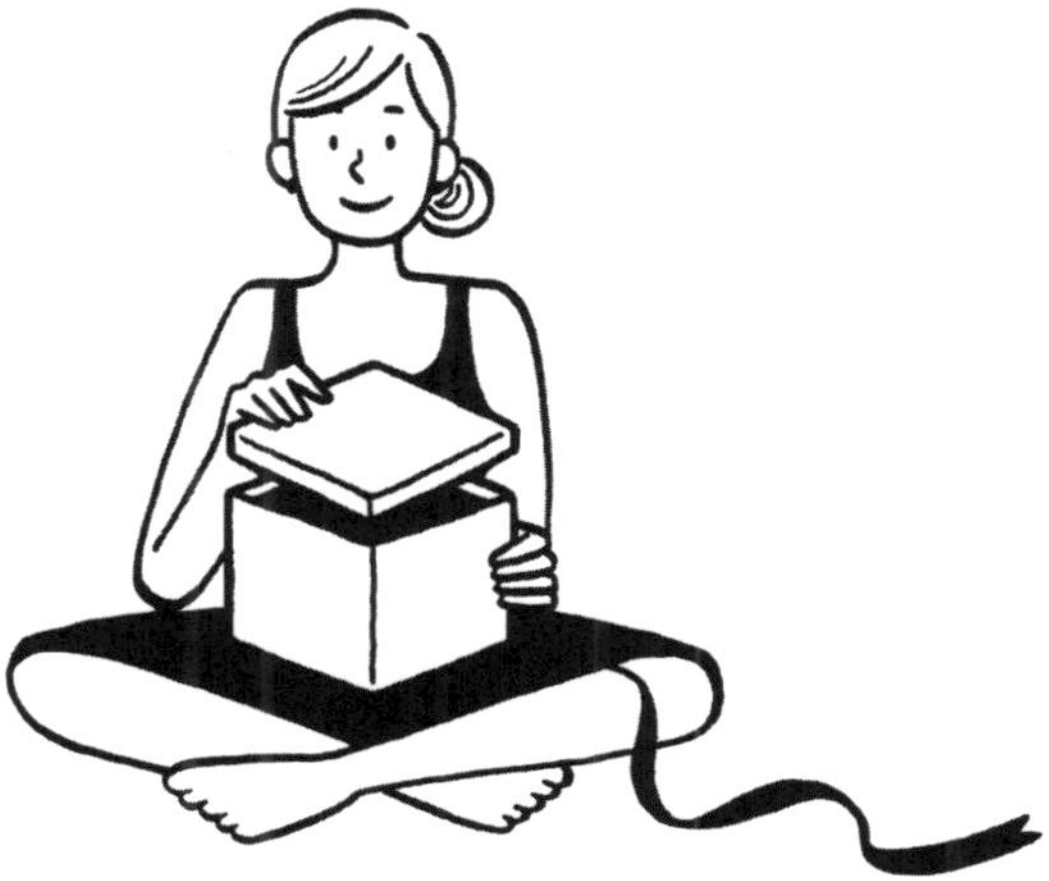

はじめに――「自分のための時間」がすごい贈り物を届けます！

はじめに、ズバリ言います！

瞑想はあなたの心や身体を調え、あなたらしい美しさをよみがえらせます。
日々の生活がとても楽になり、ストレスからもずいぶんと解放されますよ。

あなたは「え〜本当かしら？」、
と思うかもしれません。

瞑想って変わった人たちが秘密に行っている特別なことなんじゃない？
そんなふうに思うかもしれませんね。

そんなことはありません。

今、瞑想は、美や身体、心の健康のために多くの人が始めています。
瞑想は、ストレスを軽減して心を軽くしていく効果があると、
たびたび、テレビや書籍でも紹介され始めています。

瞑想は世界中で、多くの人々に実践されてきています。
ジェーン・フォンダ、マドンナ、メグ・ライアン、デミ・ムーア、
多くの才能溢れる人たちが毎日の生活の中でも取り入れているようです。

もともとは一部の人たちに伝承されてきた瞑想も、
今ではリラクセーションとしての効果を目的とした、
誰にでも簡単に体験できるメソッドが生み出されているのです。

あなたは、
どこかに行く必要はありません。

用意するものもありません。
自分の部屋で、ただ静かな時を過ごすだけなのです。

その少しの時間が、思いもよらないすごい贈り物を届けてくれます。

私自身、瞑想にどれだけ助けられたかしれません。

ご紹介が遅れて申し訳ありません。
はじめまして。
私は惣領智子と言います。

かつて、オリジナルソングやコマーシャルなどの多くの歌を歌ってきました。
ブラウンライス、TINNAというグループ活動、ソロ活動ではドラマの主題歌『終わりのない歌』などをはじめ、おかげさまで歌い手として楽しい人生を送ってきました。

こんな音楽家だった私が、瞑想に出会ったのは三〇代半ばのころです。

誰もが人生のどこかで迷うことがあります。
そのころの私にも、とても辛い時期がありました。

そんなとき、瞑想と出会い、楽になりたい一心で続けてみました。
当時は今より情報も少なく、見よう見まねで座ってみたものの
今思えばずいぶん、深刻だったな～。
それでもいろいろな想いがゆるやかになった実感があり、
その効果は本当に助けになりました。

月日が流れ、改めて瞑想に触れたのが十五年くらい前になります。

指導させていただく立場になり思ったことは、
瞑想って、緊張感で硬くなった心と身体をゆるめることなんだ・・・という
ことです。

余分な硬さがゆるめば、身体に備わっているシステムが、
本来の働きを思い出します。

やがて自然と健やかな考え方も取り戻せます。
心と身体はぴったりとつながっているんですね。

私たちには生命を維持するため、エネルギーを補充する睡眠という休息が、
与えられています。
（自動お掃除機能のようですね）

ストレス社会に触れていると、よい睡眠はなかなか取りにくいものです。
そこで疲れているあなたの心、身体のリフレッシュに、
自分でエネルギーを充電する時間が瞑想と言えるかもしれません。

あなたらしい幸せ、美しさを取り戻すパワーは、
無意識に慌ただしく暮らしている日常に中断を入れて、
ほんの少し、自分のために静かな時間を過ごすことから生まれます。

あなたが瞑想をしようと思って、目を閉じる、それだけなんですよ！

やっぱり瞑想ってすごいんだな、と実感してもらえると思います。

一日のうちのわずかな時間で、あなたが受け取るであろう喜びを思うと

私まで嬉しくなります。

私は今、マントラの音（P１３０参照）をメロディにのせ歌いながら瞑想の感覚とつなげるリラックス瞑想の指導をしています。

瞑想と音楽はとても似ています。

触れるところは、ただ純粋なあなた自身の場所だからです。

音楽家だった私が、このことを始めたのも、自然な出来事だったように思います。


ここの本は瞑想法のガイドブックではありません。

身も心もゆるめた時にもたらされるさまざまな効果をお伝えしていきます。

この本がきっかけで、みなさんが瞑想に感心を持ってくださることを祈りながら……。

さあ、瞑想を始めてみましょう。

もくじ

リラックス瞑想のやり方 41

瞑想の解毒力を生かす極意

第3章

女性でいることは素晴らしい！ 148

第１章

瞑想で、「健康」「美しさ」「安心」みんな手に入れる！

瞑想が、これからの人生を変える！

1 瞑想は今日からできる「最高の癒し！」

瞑想を一言で表現するなら、

「癒しです、しかも最高の！」

と私はみなさんにお伝えしています。


なぜ瞑想は癒しなのか。

それは、瞑想は私たちの心や身体に詰まっているいろいろなものをきれいに流してくれるからです。

そしてその結果、言葉では表現できないような、気持ちのいい状態をつくり出してくれます。
心と身体が不思議なほど軽くなるのです。
あなたはどこか特別な場所に行かなくてもいい、
用意しなければならない道具もいらない。
あなたの中に「瞑想をしたい」という気持ちさえあれば、いますぐにできます。

2 瞑想しない人生は「もったいない！」

「瞑想は難しそう、私には無理…」。

もしかしたら、あなたはそう考えてはいませんか？

そんなことはありません。

思いたったそのときから、すぐにできます。

瞑想が難しそうだなと感じている人に対して、
「こんなに自由で手軽なリラクセーションなのに、もったいないな」
と、私はつねづね思っています。

でも、そう考えるのも仕方のないことかもしれませんね。

これまで世の中で語られてきた「瞑想法」は、やり方や伝統を前面に出すものが多かったので、そんな印象を与えるのだと思います。

〝やり方〟や〝決まり〟のある瞑想法にはそのほとんどに〝教義（教え）〟があって、「こうすれば、悟りの境地に入れる」「こうすれば、心が動かなくなる」「こうすれば、真実の自分と話ができる」などの大義が控えています。それはそれで、大切な意味があるのだと思います。

そういった瞑想の目的は、精神世界を深めることなのですね。言い換えると、現実の生活から離れていくためのものなので、一般的な生活をする私たちには、ちょっと難しく感じられてしまうのかもしれません。

3「リラックス瞑想」に決めごとはない！

もちろん、精神世界を深めることも生きる意味を探求するのも、素晴らしいことで、有意義だと思うのですが、そうではなくて、

「もっと力を抜いて、楽になるために瞑想しましょうよ」

というのが、私からの提案です。

なので、この本でお伝えする瞑想を、

「リラックス瞑想」と呼びます。

そしてもし、このゆるやかなリラックス瞑想に慣れて興味がわいてきたら、いろいろな瞑想法を試すのもいいのではないかと思います。

もう一度繰り返しておきますが、この本で伝えるリラックス瞑想には、堅苦しい決め事はまったくありません。

何も学ぶ必要なんてなくて、ゴールもありません。ただ力を抜いて、流れる時間に身をまかせるだけです。それだけで、あなたに「素晴らしい贈り物」が届けられるのです。

4 瞑想で「ストレスを解きほぐす！」

リラックス瞑想の目的を一言で言うなら、**「楽になること」**です。

自分の身体も心も楽にして、内側からも外側からも美しくなることです。
今より何か特別なものを手に入れるとか、
特殊な能力が身につくとかいうのではなくて、
いらないものをスッと流して、身も心もきれいな状態によみがえらせるようになることです。

リラックス瞑想では、日常がんばっている心と身体を、ただ休ませてあげることを目的にしています。
そして、ストレスなどで偏ってしまったところを解きほぐして、あなたの身体と心を、本来の健康な状態に戻してくれるのです。

心も身体もよい状態になるのですから、
本来備わっているあなたの力を存分に発揮することができるようになります。

また、気持ちが落ち着くことによって、やりたいことが明確になり、ただそれだけをするようになります。

その結果として、驚くような力が出たり、思い描いていたことが実現したりすることもあると思います。

どんなにラッキーなことが起きたとしても、先立つものは健康です。

その根幹をつくるのが、リラックス瞑想です。

健康な心と身体が備わってこそ、素直に仕事ができるでしょうし、努力をすることもできるし、創造性を発揮することもできるのです。

この瞑想は、さまざまなことにつながっています。

まずは、結果よりも、瞑想をしている感覚を味わいましょう。

そして、自分を大切にする心を育んでいくと、すべてがうまく回るようになります。

始めると、瞑想はやはり「スゴイんだな」と実感されるはずです！

5こんな人が瞑想が必要な人、役に立つ人

私は、老若男女、国籍問わず、すべての人に瞑想をおすすめしています。

すべての人に瞑想は役立つと信じているからです。

あなたも瞑想することでいいことをたくさん実現されることでしょう。

日常生活を送るなかで「一〇〇%自分の思うように生きている」という人がどのくらいいるでしょうか？　なかなかいないのではないでしょうか？

みんな自分の思うように生きられずに、程度の差こそあれ、私たちはみんな意識していないところで、じつはうんと力を入れて生きています。

〝自分らしい自分でいられない〟社会に生きているのです。

人との関わりや周りで起きるいろいろなことにきちんと適応するために、自己防衛してみたり、自分から攻め込んでみたりしています。

いろいろな場面に反応して、無意識に仮面をかぶって暮らしているのです。どうでしょう？　あなたも思い当たるふしはありませんか？

守ったり攻め込んだりするにはパワーが必要です。そのパワーを得るために力んでいると、身体が緊張します。そうすると、エネルギーが消耗するだけでなく、滞って回らなくなってしまいます。

ですから、今の社会で暮らす私たちにとって、疲れたり苦しかったりするのは当然なのです。

これという悩みがなくても、なんとも言えない閉塞感を感じることも少なくありません。

こういった思いは人間みんなが抱えるものであって、そう思うことが弱い人間ということではないのです。

疲れているのは、あなただけではありません。


そして、それに気づいて、さて力を抜こうかなと思っても、なかなかできそうでできません。

一人になって、今やっていることをやめて、瞑想をしようと思ってこそ、ようやく本当に力を抜くことができるのです。


瞑想をすると、筋肉だけでなく、骨や内臓までも力が抜けていきます。

身体のすべての力が抜けるのです。

瞑想をするとみなさん「お腹が鳴って恥ずかしかった」とおっしゃって、大笑いすることがよくあります。

それは内臓が休んでいるサインなのですね。

私たちが緊張していれば、腸だって硬くなって通りが悪くなります。

お腹が鳴るのは、がんばっていた内臓から、どんどん力が抜けてゆるんでいっているからなのです。

そしてこれはとてもいいことなのですよ。

6「がんばらない」が、ラクに生きるコツ

まずは、がんばっている自分を認めてあげて、癒してあげる…。

それが、リラックス瞑想です。


〝まずはそんな自分を認めてあげて〟というところが大切です。

がんばっている真っ最中の人は、それがいいことだと思っているので、

「苦しんでいることを認めてはいけない」

とどこかで思っています。

そして、辛くなったときには、

「苦しさから逃れてはいけない」

と、歯を食いしばって、がんばりの上塗りをしたりしています。


もちろん、日中がんばっているときはそのままでいいのです。

けれど、家に帰ってきて一人になったときにまで力んでいる必要はありません。力は、抜くからこそ、また入るものなのです。


ずっと力んだ状態でいると、それが当たり前になって、自分の身体が緊張していることにさえ気づくことができません。ようやく気づいたときには、病気になっていたなんてことも珍しい話ではありません。

そうならないためにも、社会から解放された時間に、ふっと力を抜いてみてください。コントロールをやめてただ流れに身をまかせてみたら、「こんなに気持ちいいんだ」「こんなに力んでいたんだ」って、きっとわかります。

7「力を抜く」このすごい効用！

ふと力を抜いたときの〝気持ちよさ〟は、本当の自分でいるときにこそ、感じられるものです。

社会から課せられている役割をすべて捨てた〝ありのままの自分〟です。

この世のすべての摩擦や軋轢を忘れ去ってしまうと、身体のエネルギー、心のエネルギーが、やわらぎます。

その状態になってこそエネルギーは本来あるべきように動きます。すると、身体も心も調って、あなたは本当の自分になれるのです。

最近はスピリチュアルブームと言われます。見えないものや五感ではとらえられないものを大切にする人が増えたということは、とてもよいことだと思います。

けれど、そこでは身体のことはあまり触れられていません。身体は外から触れることができるので、それほど不思議な存在には思えないのかもしれません。

ただ身体ってやっぱりすごいんですよ。

私は子どものころから

「身体ってすごいな、うまくできてるな、不思議だな」と、よく思っていました。

だから今風に言うと、

「身体ってスピリチュアルだな」ってよく思うのです。

そんなスピリチュアルな身体を、リラックス瞑想で休ませてあげてください。**一日一〇分ほど、瞑想で得られるストレスフリーの時間をつくり、あなた自身を癒してあげましょう。**

それだけで、なんとも言えない閉塞感や疲労とさよならできるなんて、素敵だと思いませんか？

瞑想は毎日少しずつ続けるのが一番効果的です。一日活動をすると、何かしらのストレスがたまります。

その日のストレスは、その日のうちに流してしまいましょう。

リラックス瞑想は、今日一日でたまってしまったストレスや疲れを、きれいにお掃除し、心と身体を元のきれいな状態に戻してくれます。

そうすれば、前日の疲れを翌日に持ち込みません。あなたはあくる朝目覚めて活動を始めるときに、まったく新しい日を迎えることができるのです。

このような循環をつくり、はつらつとした生活を送りましょう。

前に、悟りや無心を求めるような、現実世界を離れる瞑想法について話しましたが、リラックス瞑想は、その逆で、現実の世界を楽しく生きるために行う瞑想法なのです。

リラックス瞑想のやり方

8 これがリラックス瞑想の手順

ここからリラックス瞑想のやり方についてお話しします。

私がおすすめするリラックス瞑想にはまったく決まりがありません。

あなたは一つだけ〝力を抜く〟ことを意識してください。

実際に瞑想をやってみると、気づかないうちに、いつの間にか、首や手などが緊張していることに気づくでしょう。私たちは、つい身体に力を入れてしまう習性があるようなのです。

身も心も、完全に力を抜くためには、瞑想前のお酒や濃いコーヒーなどは避けたほうがよいでしょう。

しかし、食事会など予定もあると思いますので、もし飲んでしまったとしても、瞑想せずに寝てしまうよりはやったほうがいいと思います。

もし調整ができるのでしたら、お酒やコーヒーは、瞑想後に飲むようにしてください。

力を抜くことができたら、あなたはあとは座って目を閉じるだけでいいのです。

一〇分くらいから始めて、だんだん時間を長くしていけるといいですね。タイマーを使って調整してみてください。

いきなり一人で行うのは難しいという人は、リラックス瞑想の手順をまとめましたので、参考にしてください。

リラックス瞑想の手順

妨害が入らない、あなたが安心のできる場所で行います。家の中に「瞑想する場所」を決めておくとよいでしょう。

軽いストレッチで身体のエネルギーを流しておくと、瞑想に入りやすいです。ストレッチの例はイラストで紹介します。

①気持ちよく座ります

▼椅子に座る場合

浅めに骨盤をかけて腰を立てましょう。背もたれのある椅子でもかまいません。瞑想中によりかかりたくなったら、そうしてください。

▼床に直接座る場合

座布団やクッションを敷いてあぐらで座ります。お尻が床に触れる座骨のところに、もう一枚座布団や薄いクッションを重ねて高くします。こうすれば、腰が立ちやすくなります。

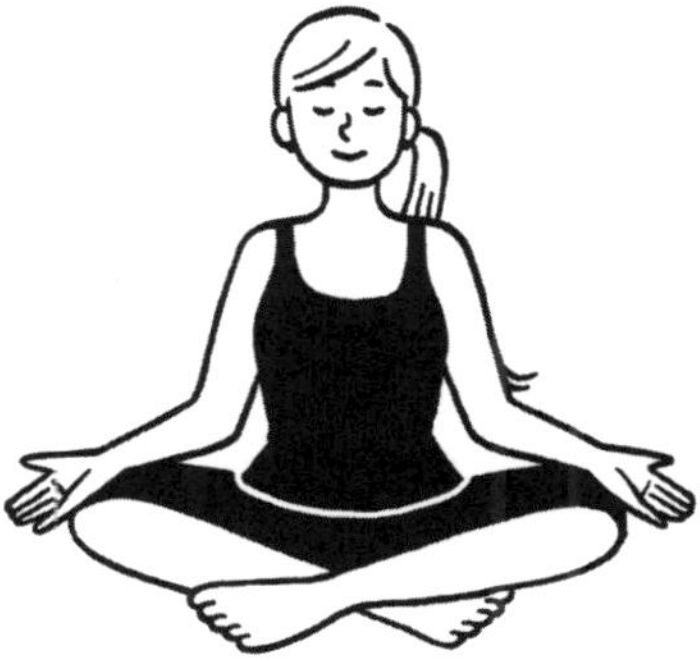

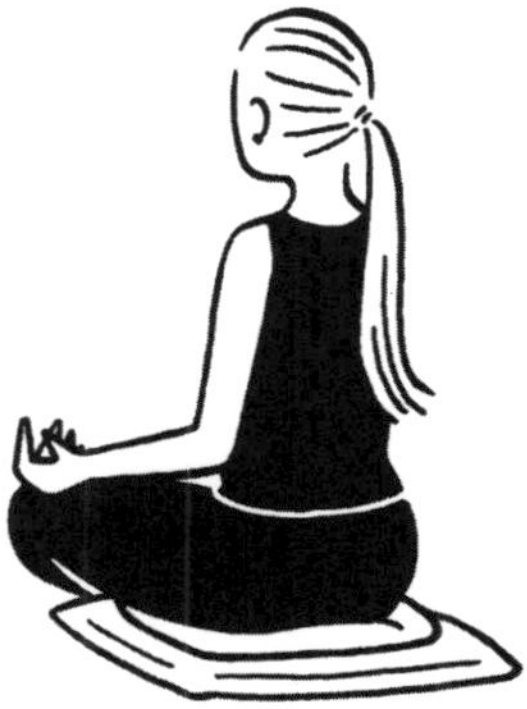

②手の位置を決めて姿勢を調えます

手は、膝の上にのせるのが楽でしょう。手のひらは、上に向けても下に向けてもかまいません。組む方法もありますので、イラストを参照してください。イラストは一例です。手を置く場所も形もあなたが楽なものが一番です。実際にやってみて、力が入ってしまう形はやめましょう。

③タイマーをセットします

これから「何分瞑想するのか」を決めます。

はじめは一〇分から。そして少しずつ時間を増やしていきます。

タイマーを利用すると便利ですが、あまり音の大きいものは、瞑想で落ち着いた心を慌てさせてしまうので、音量の小さな穏やかな音がよいでしょう。

時間は、慣れてきたら延ばしていき、三〇分まで延長してください。

④瞑想に入ります

身体に力が入っていないか、完全にリラックスしているかを確認します。

「瞑想を始める」と心の中で宣言してください。

そのまま瞑想に入れる人は、何も考えずに入ってください。導入の言葉やイメージが必要な人は、以下を参考にしましょう。

慣れてきたら、そのときのあなたの気分で自由に導入をアレンジしてください。

ゆっくり呼吸しながら、胸のあたりにあるハートのチャクラを感じます。

今日一日、このハートで、いろいろなことを感じてきました。

それを瞑想できれいに解きほぐして、流してあげましょう。頭で考えるよりも、ハートで感じます。

目を閉じて静かにしていると、あなたの本当の声が聞こえてくるかもしれません。

それは、まるで考え事のように思えるかもしれません。けれども、気にする必要はありません。

⑤タイマーの音が聞こえたら、瞑想から覚めていきます

「瞑想を終える」と心の中で宣言してください。

そのまま眠りについてもかまいません。

これから活動するときは、身体を目覚めさせる時間を取りましょう。

瞑想中は、呼吸も心も穏やかに落ち着いて、身体の代謝が下がっていきます。これを日常の状態に戻すために、身体をさすって皮膚感覚を取り戻したり、軽くたたいて目覚めさせたりしてください。あくびが出るなら全部出してしまいます。

目覚めてきたら、大きく身体を動かします。

おすすめはラジオ体操です。ふだんの運動不足もこれで解消できます。

瞑想明けのタイミングに、ヨガをするのもいいと思います。

みなさんが簡単にできるポーズを、一つ紹介します。参考にしてみてください。

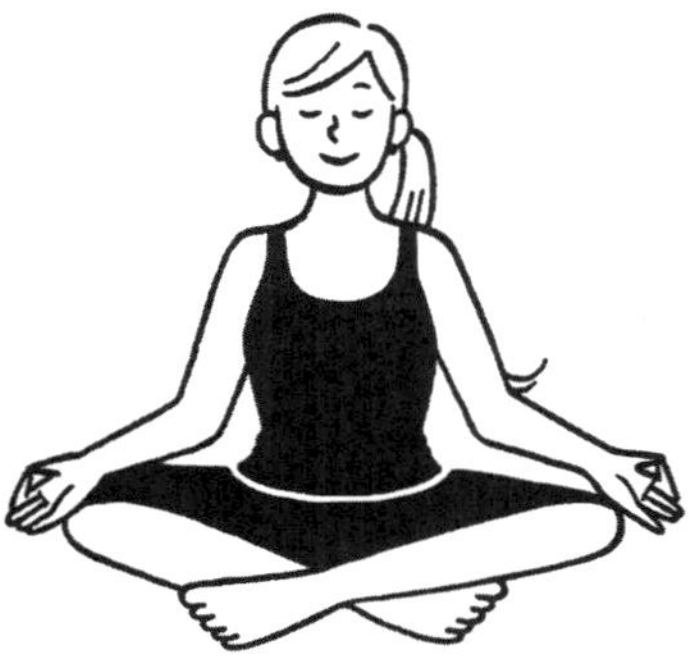

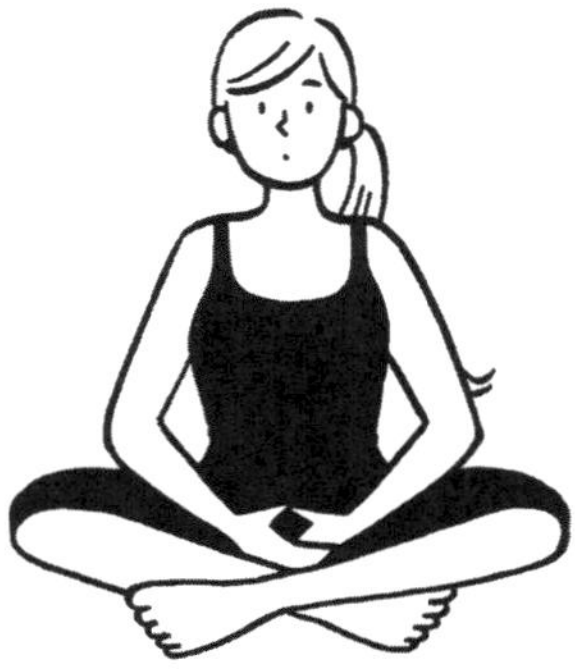

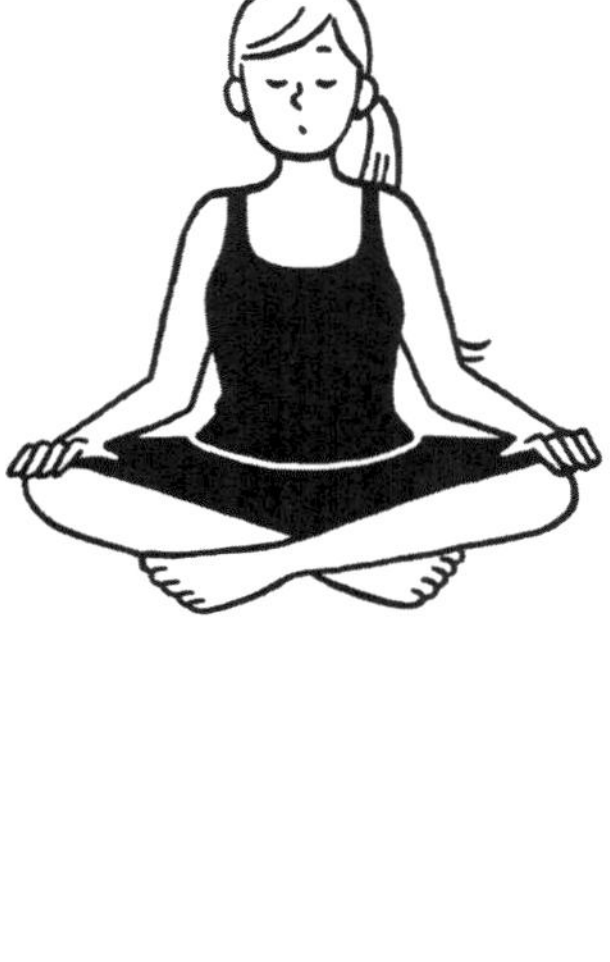

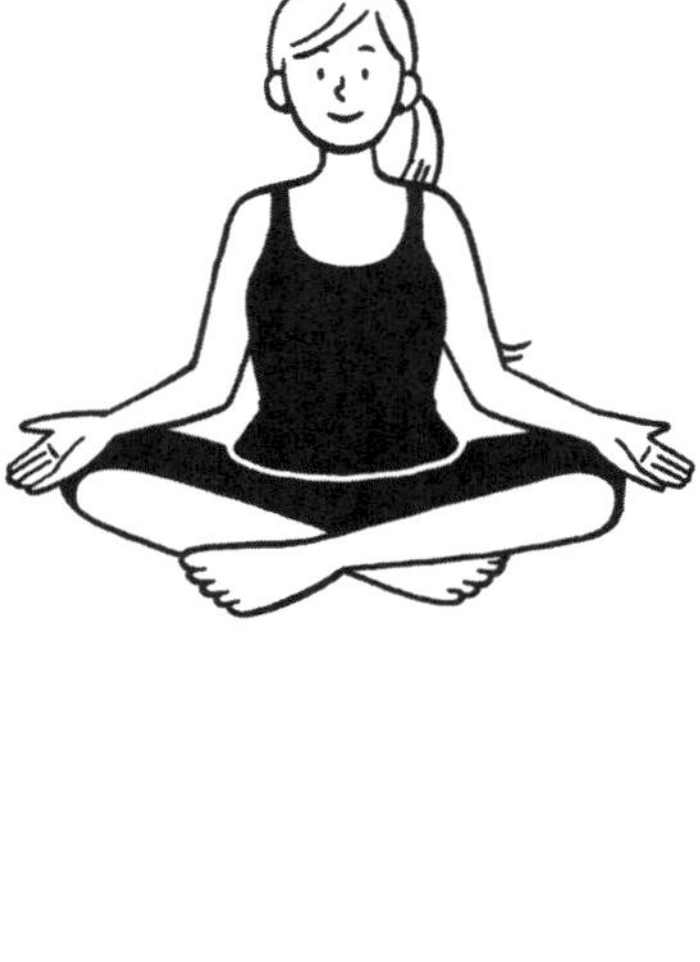

[ヨガ〜牛のポーズ、猫のポーズ]

①四つん這いになります。肩の下に手首、足の付け根の真下に膝がくるよう、位置を調整します。背中は床と平行にしてテーブルのような形になります。

(テーブルのポーズ)

②手と足の位置は変えずに、息を吸いながら肩と耳を離し、胸を広げながら天井を見上げます。

腰の反り過ぎに注意しながら、気持ちよくお腹側の背骨を伸ばします。

(牛のポーズ)

③息を吐きながらおへそを覗き込むように背中を丸め、背中を天井に引き上げます。

猫が背伸びするように、背中側の背骨を伸ばします。

(猫のポーズ)

一〇回くらい、この動きを呼吸に合わせて繰り返します。尾てい骨から動かすとスムーズです。

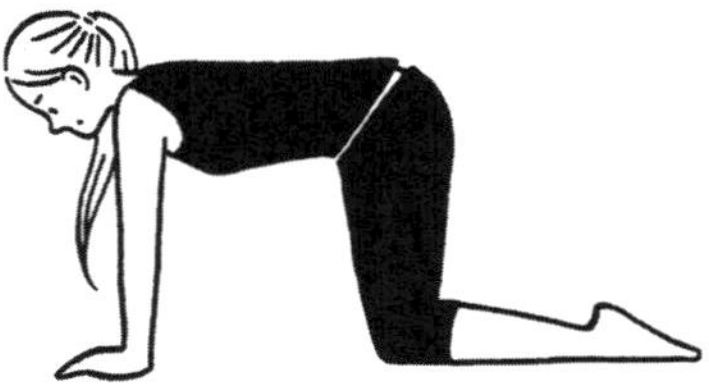

①テーブルのポーズ

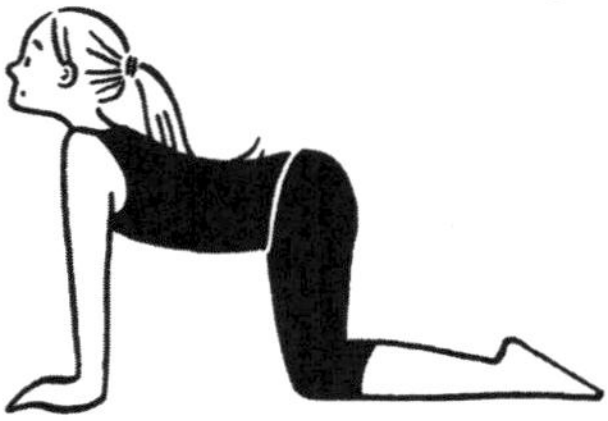

②牛のポーズ

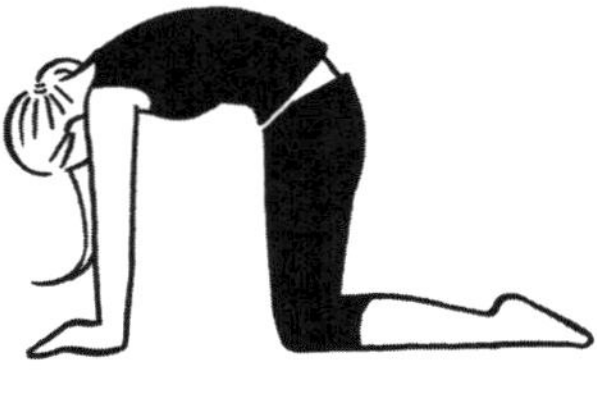

③猫のポーズ

9 瞑想時間は「一日一〇～三〇分」

瞑想は、寝る前に一回一〇分から始めて、少しずつ長くしていき、三〇分くらいまでできるようになるのが理想です。

できるなら、朝起きたときにもう一回瞑想を追加します。お休みの日は、朝に限らず、日中に瞑想してもいいですね。

慣れてきて「もっとたくさん瞑想したいな」と思うようになれば、一回につき三〇分くらいまでやってみてください。

じつは、瞑想をあまりたくさんやることは、おすすめしてはいません。あなたも一回三〇分、一日二回までにしてください。なぜなら、この瞑想をおすすめする理由は、あなたの生活をもっと快適にするためだからです。

瞑想に割く時間が長くなり過ぎると、あなたの生活の中における瞑想ウエイトが高くなってしまいます。

もしあなたが人生の時間を、瞑想のために使いたいと思うようになったときには、さらに本格的な瞑想をやってみてください。

10 これが瞑想の最も効果が出る「体勢」！

姿勢は、あぐらや正座をイメージする人が多いかもしれませんが、自分のお気に入りの椅子やクッションなど、座り心地のよいものに座っても大丈夫です。

何よりも、
あなたが心地よい姿勢になることが重要です。
毎日続けていくことなので、いろいろと試してみてください。

ただ、寝転んでしまうと、エネルギーが通りにくくなるので、あまりおすすめはしません。座って背骨を立てたほうが、より効果的です。

生命エネルギーの大きな流れは、身体の中心軸であるコアの部分に通っているので（P102参照）、そこを立ててあげると流れやすい状態になります。


最初は座っていても、途中で眠たくなってしまったら、そしてそのほうが心地よいと思うなら、眠ってしまってください。あなたはその〝眠くなる〟感覚に抵抗することなく、

「瞑想中は、起きるべきことが起きている」と、割り切ってしまいましょう。


眠ってしまった場合は、今あなたには休息が必要だったと言えます。

「あ〜あ、眠ってしまった。せっかく瞑想していたのに…」と、後悔する必要

もありませんし、「次はちゃんと起きているぞ」と、反省する必要もありません。

「ただ起きてしまったことなんだな～」と、流してしまいましょう。

また、眠っているような穏やかな瞑想は、すっきりとした後味を残してくれることも多々あります。

体勢が座位のときは、眠っているようでも、ちゃんと瞑想がうまくいっている場合もあるので、心配無用です。

11 瞑想は〝自然に起きるもの〟

瞑想は、じつは、するものではなく〝自然に起きてくるもの〟です。だから、眠ってしまってもいいし、考え事で終わってしまってもいいのです。自然の流れに身体も心もまかせていればいい。

一般的に、瞑想中は、呼吸も心拍数も落ち着いて、眠っているかのように穏やかな状態になります。しかし、ときには、心拍数が激しくなり、波打つように躍動したり、呼吸が荒くなったりすることもあります。

本当は何も考えずぼんやりしているのが、リラックス状態なのでしょうが、いろんな思いが浮かんでは消え、浮かんでは消えを繰り返したりもします。

瞑想中は、〝からっぽになるものである〟〝無にならなくてはいけない〟などと、どこかで耳にしたことがあるかもしれませんが、そんなことはありません。それが先入観として埋め込まれている人も少なくないようですが、リラックス瞑想では、そんな決まりも目標もありません。

では、雑念が湧いてきてどうしようもない、というときにどうするかと言うと、それは自然に起きているのだから、放っておいてかまいません。
「これじゃ、毎日の考え事と同じだ」なんて気にすることはないのです。
「そんな自分でOK！」といった具合に、楽に流します。

どのような状態であっても、必要なことが粛々と起きています。
すべての社会的な役割を放棄できる時間なのですから、起きてくることをがんばって解決しようとしなくてもいいのです。

12「神秘の時間」で美しさを手に入れる！

じつは、瞑想中に起こる身体や心の動きは、身体のエネルギーが調整される過程で起こります。

瞑想中に生命エネルギーが循環し始めると、その流れに同調して、〝気がつくと身体が勝手に動いている〟という場合があります。

少し不思議な話に聞こえるかもしれませんが、じつは、それほど珍しい反応ではないのです。滞っているあなたの生命エネルギーが、本来あるべきように流れようとしているのです。

あなたの判断では、いろいろな部分が動き回るのは、理想的な瞑想状態ではないかもしれませんが、身体にとってはうまくいっていると言えます。

すべてを肯定的にとらえましょう。

ちなみに、身体や心が揺れ動いても、動かなくても、リラックス瞑想の効果は変わりません。

前に、「身体はスピリチュアルなものだと思う」と書きましたが、私自身が瞑想しているときやみなさんに瞑想をお伝えしているときに、何度もそう感じてきました。

ただ力を抜いて流れにまかせておけば、身体はおのずとよいほうへと私たちを導きます。生命エネルギーを補ったり流したりして調整をしてくれるのです。それは、見えない力で、完璧に作用する、神秘的なものです。

瞑想を続けていくと、健康になったり肌がきれいになったりするのは、この生命エネルギーの流れがよくなるからです。

身体と心が、美しく健康になるために、このリラックス瞑想を続けるのもよいと思います。

この世の中は、何かを手に入れたいと思うと、自分から積極的に何かをしなくてはならないということが多いのですが、瞑想は、まったく逆の発想のものです。

「健康や美しさを手に入れたければ、何もしない時間を持ちましょう」ということです。

何も求めないことも、やってみるとおもしろいものですよ。そして健康や美しさも手に入るのですね。

なかなか斬新ではありませんか？

さて、あなたのエネルギーが調うと、じつは、それがあなたの周りの空気にも伝わります。

もしペットを飼っていたら、そのエネルギーにペットたちが寄ってくるかもしれません。

私も猫を飼っているのですが、瞑想会をしていると、近寄ってくることがよくあります。

はじめのうちは興味津々で、ちょっかいを出してくるかもしれませんが、慣れてくれれば邪魔をしなくなります。動物たちと一緒に瞑想を楽しんでみてください。

瞑想を深めるために、マントラという音を音楽にのせて歌う（P130ページ参照）のですが、猫が一緒に歌い始めたこともありました。

あなたも瞑想をして、動物も喜ぶような素敵なエネルギーを、どんどん流してあげてみてください。

13 こんな服装で瞑想するのが効果的！

服装は、とにかくくつろげるものを選びましょう。

寝る前に瞑想するなら、着慣れたパジャマで十分です。自然素材のものであれば、なおよいでしょう。

食べ物や洗剤、アロマオイルなどもそうですが、身体は自然のものを好みます。人工的な繊維（化学繊維）は、肌に直接触れる下着などにはおすすめできません。実際に着比べてみれば、着心地でわかると思います。

瞑想をスタートさせるのを機に、ルームウエアを新しく入手するなら、有機栽培や自然農法のコットンやヘンプ（麻）をおすすめします。

服装もそうですが、香りやキャンドルなどを工夫して、瞑想演出をしてみると、ちょっと違った感覚を楽しむことができます。気分を変えるのは、長続きの秘訣だと思いますので、いろいろと考えてみてください。

リラックス瞑想をして起きること

14「瞑想を続ける」と、何が起こるのか

瞑想を続けている人が共通してよく言うのは、「いろいろなことに対するこだわりや執着が少なくなった」ということです。

日常生活では、いいことも悪いことも、とにかくいろいろなことが起こります。瞑想をしていてもいなくても、起こることは同じだと思います。

では何が変わるのかと言うと、起こる出来事に対する自身の反応です。同じことを経験しても、それに対する姿勢が変わります。

たとえば、受け入れがたいことに直面したとき、ほとんどの人が、怒りや恐怖の感情を持つでしょう。あなたはそのマイナスの感情を、どのくらい持ち続けていますか？

感情の抱え方には、個人差もあるでしょうが、瞑想を続けていくと、その感情を持ち続ける時間が短くなっていきます。

その瞬間に湧いてきた感情が、時間とともに、流れるように薄れていくようになるのです。

じつは、そういった激しい感情が〝こだわり〟として残ってしまったものが、ストレスです。瞑想の効果として〝こだわり〟が少なくなっていくのですから、ストレスも減っていきます。

マイナスの感情ばかりではありません。もし、とてもいいことがあったとしても、以前に比べるとそれに執着しないようになります。

そのときは「ヤッター！」とばかりに喜んでいても、いつまでもその高揚を持ち越すことはなく、穏やかな自然な状態に戻ります。

いいことに執着していると、次に何か都合の悪いことが起きたときに、大きな落差を感じるかもしれません。

いろいろな感情を引きずらなくなった瞑想者のみなさんが、以前に比べるとストレスが少なくなったと口をそろえるのは、そんな理由があるからなのです。

15 毎日「心をお掃除する」秘訣

瞑想を続けていくとこだわりや執着が薄れていくのは、毎日生命エネルギーを動かして、その詰まりを取り除いているからです。それで、余計な引っかかりがなくなり、物事をスッと流せるようになるのです。

人の感情というのは、何年も、または何十年もかけて積み上げた記憶を基準にしてつくられます。

何か事が起きたときに、その瞬間に無意識の中で、過去に体験した、それと似たような状況の記憶が呼び起こされます。そして、そのときに味わった感情がそのまま再現され、自動的に同じような反応がリピートされていくのです。

たとえば、小さいころ犬に追いかけられた経験がある人が、犬を見ると反射的に〝怖い〟と感じてしまう、などです。

ほかにも、親が自分よりも兄や弟、姉や妹に愛を注いでいたとか、友達にいじめられたとか、痛い思いをしたとか、日々起こる体験の積み重ねが、知らず知らずのうちに、潜在意識の奥に挟まっていきます。

かく言う私も、じつはずっと飛行機が大嫌いでした。利用するときには毎回、我慢しながら乗っていました。

しかし瞑想をするようになって、飛行機に乗ることに対する恐怖心がだんだん薄れていきました。今ではまったく問題なく、快適な空の旅を楽しんでいます。

それには若いころの苦い記憶が関わっていました。ひどい乱気流に巻き込まれて、「もうお終いだ」と思うほどの、恐ろしい体験をしたのです。そこに子どもの頃から持ち合わせてきた〝死への恐怖〟が重なり、異常なほどの飛行機嫌いが出来上がっていたのです。

リラックス瞑想は、

「その日一日に抱えたストレスを、毎日お掃除して流してしまいましょう」

というものですが、それに加えて、

これまで長年にわたって抱え込んできたストレスやトラウマをも流し、自分自身を澄んだ状態にすることができます。

その流れは、急流ではありませんが、少しずつ少しずつ、あなたの潜在意識に届いていきます。

トラウマを抱えている人は、世の中にたくさんいることでしょう。逆にまったくないという人のほうが少ないと思います。

そのトラウマが、知らず知らずのうちに自然に消えてしまうのです。

そう考えると、リラックス瞑想は、リラクセーションだけでなく、ヒーリングの効果もあると言えるでしょう。

16 瞑想でトラウマもすべて消える！

苦手意識やトラウマがなくなるということは、
何があっても大丈夫という安心感が自分の深い部分に根付くことでもありま

す。

そうなれば、瞑想に対する信頼や安心感も増し、ますます力が抜けて、ヒーリング効果が高まります。〝疑い〟というものがだんだんなくなっていくのです。

そして、瞑想中でなくても、起きることを、そのまま受け入れられるようになります。いつでもエネルギーの流れに身をまかせることができるようになると、物事が起こる流れを、信頼できるようになります。

苦しいことが起きても、
「これはいいことが起こるプロセスの一つなのだ」と、
肯定的にとらえるようになり、深刻さがなくなっていきます。
つまり〝**楽に生きられる**〟ようになっていくのです。

もしも、あなたが、過去の体験にこだわって、それをそのまま持ち続けたとしたら、これから新たに起こることを、ありのままに見ることができません。

心を閉ざした、または偏った見方で判断し、もうそれを味わいたくないがために、やらなくてもいいのに、過剰な防御反応を取ったり、自分を繕ったりして、かえってストレスを蓄積してしまうのです。

たとえば、

「どこか素敵な場所へ行きたいのに」または「大切な友人に会いたいのに」、「飛行機が嫌いだから行かない！」といったように、行動を制限してしまいます。

すると、やりたいことをやれないことが不満となり、ストレスになっていくのです。

あなたは、何かが起きたとき、いちいち反応したり突っかかったりはしていませんか？

17 泣きたい気持ちも「涙」で洗い流す！

瞑想をしている方からの質問で一番多いのが、「瞑想中に、いろいろな雑念が湧いてきて困る」、というものです。

雑念は、滞ったり絡まったりしているエネルギーを、解放する過程で湧いてきます。雑念は思い浮かんだと同時に解放されると思ってください。そう考えると、取り合わず、放っておくことができますね。

瞑想の時間は、自分の内側に向き合う時間とも言えるので、過去の記憶が思い出され、泣きたい気持ちや、憤りの感情が呼び起こされることもあります。

そのようなときは、我慢してきた想いを、ただ感じてあげましょう。

たとえ声が出てきても、止める必要はありません。

がんばってきた自分をいたわる気持ちを感じましょう。


そして、内側から湧いてくるものの一つに涙があります。

雑念とは関係なく、悲しくもないのに、ツルツルと出てきたりします。これは癒しの涙です。**ぬぐってもぬぐっても、湧いてくるということもありますが、そんなときには、流れるだけ流してあげてください。**

深い癒しが訪れ、瞑想を終えるときにはすっきりとした気分になっているでしょう。


鼻水がたくさん出るという人もいます。こちらも、ツルツルと流れてくるなら、そのまま出してしまって、浄化を促します。

瞑想中だからといって、動いてはいけないということもありません。鼻水も涙も、ティッシュなどでぬぐってもかまいません。あなたの気持ちのよいように処理をすればよいと思います。

これまで書いてきたように、瞑想には、過去から積み重ねてきた〝思い癖〟のようなものを解きほぐし、流し出す作用があります。思い癖は、エネルギーの滞りの一種です。雑念も涙も鼻水も、そのために出てくるのですから、出てくるだけ出してしまってください。

毎日瞑想しているうちに浄化が進み、
いつの間にかストレスが少なくなって楽になっていきます。

18 瞑想で行動や表情がすっきりかわる！

瞑想者のエネルギーの変化は、表面的なものではなくて、もっともっと深いところで起こります。その〝深いところ〟を、潜在意識と言うのだと思います。

見えるところでは、行動や表情が変わったように感じるでしょう。周りの人から「最近、すっきりしたね」などと言われることもよくあるようです。

しかし、それは、瞑想者が意図的に取り繕ってそうしているのではありません。

あまり頭で考えずに、そのときに必要なことを、すっと言葉にしたり行動に移したりできるようになります。やることや言うことがシンプルになっていくのです。

ですから、本人はとても楽ですし、周りも楽になっていきます。

物事をありのままに見て行動するようになると、いろいろなことを肯定して生きていくようになります。自然にプラス思考になっていくのです。

そしてそのプラスのエネルギーが周りにも伝わり、周囲の人のエネルギーもつられて調っていきます。

自分も周りも、全体が過ごしやすい場が出来上がっていきます。

それから、瞑想をしていないときでも、瞑想中のように心身ともに穏やかになり、前よりも落ち着いた気持ちで生活するようになります。

リラックス瞑想をしているときは、完全に流れに身をまかせていますが、それと同じ姿勢で日常を生きるようになるのです。

人生の流れを信頼し、自分を大切にしながらも、まったく守りの態勢にはなりません。

すると、自然と相手に共感するようになります。そして、その結果、人に優しくなっていくのです。

共感、共有は、相手を思いやる入口です。そして、優しさの源です。

あなたは、人に優しい自分でいたいと思いませんか?

リラックス瞑想は、それを自然にできるようにしてくれる方法の一つです。

瞑想とは、
何も考えない無思考状態になることでもないし、
正しい座り方をして背骨をまっすぐにすることでもないし、
何か特別な予言を得ることでもないし、
自分以外のほかの誰かになることでもありません。
ただ力を抜くこと、です。

第２章

これが身体も心も調える秘訣！

エネルギーを調えて、健康な身体をつくる方法

1 瞑想は、「準備いらずの」エネルギー療法

1章では、
瞑想がとても手軽な心と身体を休める方法であること、
瞑想を続けていくと心と身体のエネルギーが調い、
美しく健康に生きることができるようになること、
について書きました。

あなたは瞑想を通して、健康な生活を送ることができるのです。

ですから、瞑想は一つのエネルギー療法とも言えるのではないかと、私は考えています。

エネルギー療法には、電気療法や磁気療法、気功やレイキ、鍼灸などが含まれますが、これらは、現代医学を補完してくれるもの、そして代替医療としても今注目を集めています。

見えないエネルギーを調整したり補ったりして、身体と心によい影響を与え、病気を癒したり、症状を軽減させたりする方法です。

先にあげた療法以外にも、たくさんのエネルギー療法があります。ただその多くは、知識や技術を習得しなければならなかったり、機器などの設備が必要だったりします。

しかし、瞑想は、ほとんど何の準備もいりません。

今すぐどこででもできます。瞑想は、最も簡単なエネルギー療法だと言えます。

ただし、瞑想は、「短期間で大きな効果が出るのでは?」と期待してよいものではありません。もちろん、すぐに瞑想で効果が出る人もいます。しかしたいていの場合は、少しずつ、少しずつ、よい状態になっていきます。

2 瞑想の〝すごい〟デトックス効果

ここで瞑想で病気や症状が変化した例を少し、紹介してみましょう。

A子さんは、長い間アトピーの症状に悩まされていました。

「瞑想が、その改善に役立つかもしれない」と、私の瞑想会に来てくれたのですが、二回目に来たときには、アトピーの症状がさらに悪化してしまい、痛々しい姿でやってきました。

瞑想には、いらないものを出して滞りを流す、〝デトックス効果〟がありま
す。

ですから、瞑想を始めたばかりのときには、内側の悪いものが皮膚から排出
されて、発疹や出来物が出たりすることがよくあります。

ただたいていの場合、心配するほどの症状ではなく、「悪いものが出てよ
かったね」で終わるのですが、A子さんの姿を見て、さすがに私も心配になり
ました。

「辛そうですね。大丈夫？」と声をかけてみると、
「長い間ステロイドを使ってきました。今症状がひどくなっているのは、その
毒が出ているんだと思います。大変ですけれど、瞑想は信頼できると実感して
います。このまま続けようと思います」

と答えてくれました。

〝瞑想でデトックスが進めば、肌はきれいになる〟ということは、私自身が体験しています。そして何人もの方もほんとうにきれいになっています。皮膚は、解毒作用が一番わかりやすい場所だからなのです。

けれども、A子さんのように、瞑想を始めたばかりで辛そうにしている方を見ると、「それでも続けましょうね」とは言い切れません。

やはり、医師に診てもらいながら、自分の判断で続けていってもらうようにしていただきました。

果たしてA子さんの肌の具合は、少しずつ、少しずつ、改善していきました。3年くらい経ったころには、見違えるような肌になっていました。

今では、A子さんはまるで最初から肌のきれいな人のようです。

こうしてA子さんは、自分の信念で、ステロイド生活に終止符を打つことができました。

瞑想を始めたばかりのときに、一時は、肌の症状が悪化して、大変な思いをされたのですが、それを乗り越えて、思い描いていたような肌になることができたのです。

もしあのままステロイドを続けていたら、もっとひどい病気になっていたかもしれません。

A子さんの例だけではありません。

ほかにも、瞑想をしながら病気を乗り越えたという体験談をいくつも聞いています。肌疾患やぜんそくなどのアレルギー症状の方や、抗がん剤治療をしている方などさまざまな方がいらっしゃいました。

彼ら彼女らは、

「瞑想をしていなかったらもっと大変な病気にかかっていたかもしれない」

と話します。

瞑想で〝身体にたまっていた悪いものが出ていった〟という実感があるからです。

病気と言えるかどうかわかりませんが、こんな話もありました。

B子さんは、瞑想中に、必ずと言っていいほど、過去に嫌な思いをしたことや、怪我をしてとても痛かったことなどを、思い出すようになりました。もともと、自分や他人のネガティブな感情に敏感で、それによって体調を崩すことがよくあったのだと言います。

瞑想をすると、自分でもすっかり忘れていたようなことでも、その記憶がよみがえってきて、その嫌な思いや痛みが、まるで今起きているように再体験するのだと言うのです。

それが辛くて辛くて大変だということで、電話をくれました。

私は、

「そんな思いをしてまで続けるのは大変だから、お休みしてみては？」

と提案しました。

B子さんも素直にそれを聞き入れ、「毎日やる」のではなく「自分のペースでやる」という方向に変えました。瞑想自体は好きなので、続けたいのだと言っていました。

そんなペースで過ごしているうちに、B子さんは、心に嫌な思いが浮かぶということがなくなりました。穏やかに瞑想ができると喜んで報告してくれました。

ところが、今度は、あちこちに出来物ができるようになりました。病院に行って膿出しをしてもらうほどの出来物と目のものもらいが、出ては消え、出ては消えを、二年くらい繰り返したと言います。

それでも、本人は、

「これも瞑想の影響なのだろうな」

と、ただそう思っていたそうです。

B子さんは、この瞑想による心身の変調を経て、瞑想を習慣とした生活を定着させ、今では心身ともに充実した生活を送っています。

このように瞑想でエネルギーが流れ始めると、ずっと身体にたまっていた滞りが流れ出し、それが体調不良などの形で表れます。そして、体内の悪いものを出し切れば、病も癒え、身体は瞑想を始めたときよりも、ずっと健康になっているのです。

瞑想で身体のエネルギーが流れるようになると、解毒力や排泄力が強くなります。

その結果、健康できれいになっていくのです。

瞑想をした次の日、お通じがとってもいい！　という人もたくさんいます。

3　瞑想は「楽に暮らすための鍵」

前出のA子さんやB子さんを見ていて、思ったことがあります。

「やはり本人次第なのだ」と。

本人の意志で、きちんと定期的に瞑想をし、ほかの養生や健康法もいろいろとアレンジし努力してきたからこそ、これほどの効果が出たのです。この人たちには、自分ときちんと向き合って身体を大切にする心がありました。

他人にまかせっきりにしたり、一つの治療法に頼りっきりになったりというのはよくありませんし、思い出したときにだけちょっと瞑想するというのでも、効果は現れません。

A子さんもB子さんも、症状がひどくなったときには「このまま続けてよいのだろうか？」と不安になることもあったと思います。毎日、瞑想の時間をつくるのが面倒になったこともあるでしょう。

けれど、〝それでも続けた〟というのが、楽に暮らすための鍵となりました。

定期的に瞑想を続ける効果として、

「冷静な判断力が身につく」こともあげられます。

瞑想が身についてくると、

「本当は、自分はどうしたいのか」と、落ち着いて物事を考えるようになってきます。

そして、やるべきことが定まると、瞑想を続けることに加えて、さらなる努力が始まります。

A子さんの場合は、食事を変えるなど、身体によいものをいろいろと試して、よいと思ったものを続けるようにしたと言います。B子さんの場合は、精神的にも安定できるものをということで、いろいろな治療を受け、健康法や気功も学び、いろいろと実践するようになりました。

実際に、瞑想だけでなく、何か心身によいことをやっているという人は、たくさんいます。身体のエネルギーが調ったら、もっと改善していくためのものを、自分で探すようになるのです。
食べ物を変えてみたり、好きな運動を始めたり、コミュニティに参加してみたりする人もいます。
それが楽しみとなり、仲間ができ、生きがいを増やすことにもつながります。

瞑想に、そのほかの健康法や趣味が加わり、その相乗効果で劇的に人生を変えていく人がいらっしゃいます。そのような姿を見せていただくのが、瞑想をお伝えしている私の大きな喜びです。

〝瞑想はあくまでも基本〟
と私が感じる理由は、ここにあります。
瞑想だけを続けるのが素晴らしいのではなく、
ほかの素晴らしいものにも気づいて、それを取り入れることができるようになっていくのです。

前にも書きましたが、リラックス瞑想は、みなさんの生活をもっと快適にするための道具なのです。

4 この言葉が健康をつくる

瞑想が習慣化すると、それまであまり気にかけてこなかった〝自分の身体〟に、関心がいくようになります。

果たして今のあなたは、自分の身体のことを、どれだけ知っていますか？

ふだんは、目にするものではないので、自分の身体の中（内臓や骨、筋肉など）の働きに対して、何の興味もないという人が大多数だと思います。しかし私たちは、この身体と、確実に、いつも一緒にいるのです。

思い返せば、身体は太陽のようなものです。
誰に頼まれたわけでもないのに、私たちが生命を維持できるように四六時中働いてくれています。
一日に一回くらいは、その働きを思い出して「ありがとう」と感謝するべきなのです。

瞑想に入る前や、瞑想中に、あなたの気になる所に手のひらを添えてみるのも、効果があります。

内臓や骨に声をかけたり思いを寄せたりするなんて、滑稽に思えるかもしれませんが、〝言葉〟や〝想い〟には、エネルギーがあります。よいエネルギーを身体に与えると、健康づくりにもなりますので、ぜひお試しください。

よい言葉を発すると、気分もよくなりますね。ふだんの生活でも、よい言葉を使うようにすると、自分も周りも楽しくなることでしょう。

瞑想を、身体をいたわる時間としてもお使いください。

5 自分の身体の「奇跡の力」に気づく！

最近は、〝高次の意識〟や〝宇宙的なエネルギー〟に関心を持つ人が増えていて、そういったものに対して、「私たちは見えないものに生かされている」と言って、心をなごませたりしているようです。

その意見には賛成しますが、もっと身近なものにも視線を移してみてはいかがでしょうか。宇宙ならぬ〝地球的なエネルギー〟である身体も、とってもスピリチュアルです。
身体、生命のメカニズムは奇跡と言えます。
現実的かつ神秘的な存在です。

私たちはみんな、現実的に身体に属しているのに、それを飛び越えたところに意識を持っていきがちです。
そうではなくて、まずは〝今ここに存在している〟身体に意識を向けてみましょう。

身体には〝意識を向けたところのエネルギーを調えようとする〟働きがあります。身体のどこかの部位に意識を向けると、その部分の血流がよくなったり痛みが引いたりするのです。あなたにもそんな経験はありませんか？

私は、肌に出来物ができたときには、「小さくなれ、小さくなれ」と言いながら、その部分をなでたりしています（笑）。実際そうすると、引きが早くなるので不思議です。

私がここで言わなくても、誰もが、

「身体は神秘的だな〜」

と思った経験をお持ちだと思います。

これを機に、あなたとあなたの身体との付き合いについて、あれこれと思いをめぐらせてみてはいかがでしょうか？

6「チャクラ」——身体のエネルギーを感じる

身体のエネルギーを調えるために、知っておくと便利なものがチャクラです。

あなたの身体と照らし合せながら読んでみてください。


チャクラという言葉は、聞いたことはあるけれどよくわからないという人が大半ではないでしょうか？

チャクラとは、瞑想するのに重要な**心と身体の**「**気**」**のスポット**です。

インドのヨガ理論を参考に、お伝えしましょう。


チャクラ（エネルギーセンター）は、目に見えるものではありませんが、人によっては感覚としてとらえられる方もいらっしゃいます。

いにしえから伝承されてきた知識ですが、自分の身体を知る、一つの標《しるべ》（アイディア）としてお読みください。


チャクラは生命のエネルギーが集まるセンターです。

瞑想は、生命エネルギーの流れを快適にするのですが、そのエネルギーは、このチャクラから身体に供給されています。


チャクラは身体にたくさん存在するのですが、おもなものは七つです。それぞれに特徴があって、身体の部位やホルモン、心理的な働きなどと関わっています（P91参照）。

チャクラは背骨の下から頭頂まで、身体の中心に並んでいます。下から順に第1チャクラ、第2チャクラと上がっていき、頭のてっぺんが第7チャクラと呼ばれます。

地球の磁場でつくられる生命エネルギーが、第1チャクラから入って、2、3のチャクラを通り、7から空へ出ていくと言われます。

瞑想をしていると、第1チャクラのあたりから何かが上っていく感覚を得ることがありますが、それが、エネルギーが上る感覚です。

「瞑想中に、チャクラやエネルギーの流れを、何も感じない」と言って心配する方もいます。しかし、問題はありません。感じ方はみんなそれぞれで、実感をともなわなくても、通りはよくなっているはずです。

ただ、力を抜いていれば、私たちが気づかないうちに、穏やかにエネルギーは上り、身体にもめぐっていきます。

7「チャクラ」とは一体何か？

各チャクラについて簡単に説明しましょう。

リラックス瞑想は、ただ力を抜いて座っていればそれでよいのですが、イメージをつけて行うとおもしろ味が増すでしょう。

なかでも、エネルギーの集まるチャクラをイメージした瞑想は、効果的です。身体やエネルギーへの理解が深まり、瞑想に厚みが出てくるように感じる場合もあります。

チャクラの位置と、それぞれが関連する身体の部位、象徴するカラーを紹介します。今あなたが弱っていると感じる部位があったら、そのチャクラの場所とカラーをイメージして瞑想しましょう。

また、各チャクラの性質も表にしました。それを参考に、今あなたに必要なものがあれば、イメージ瞑想で補充してみてください。

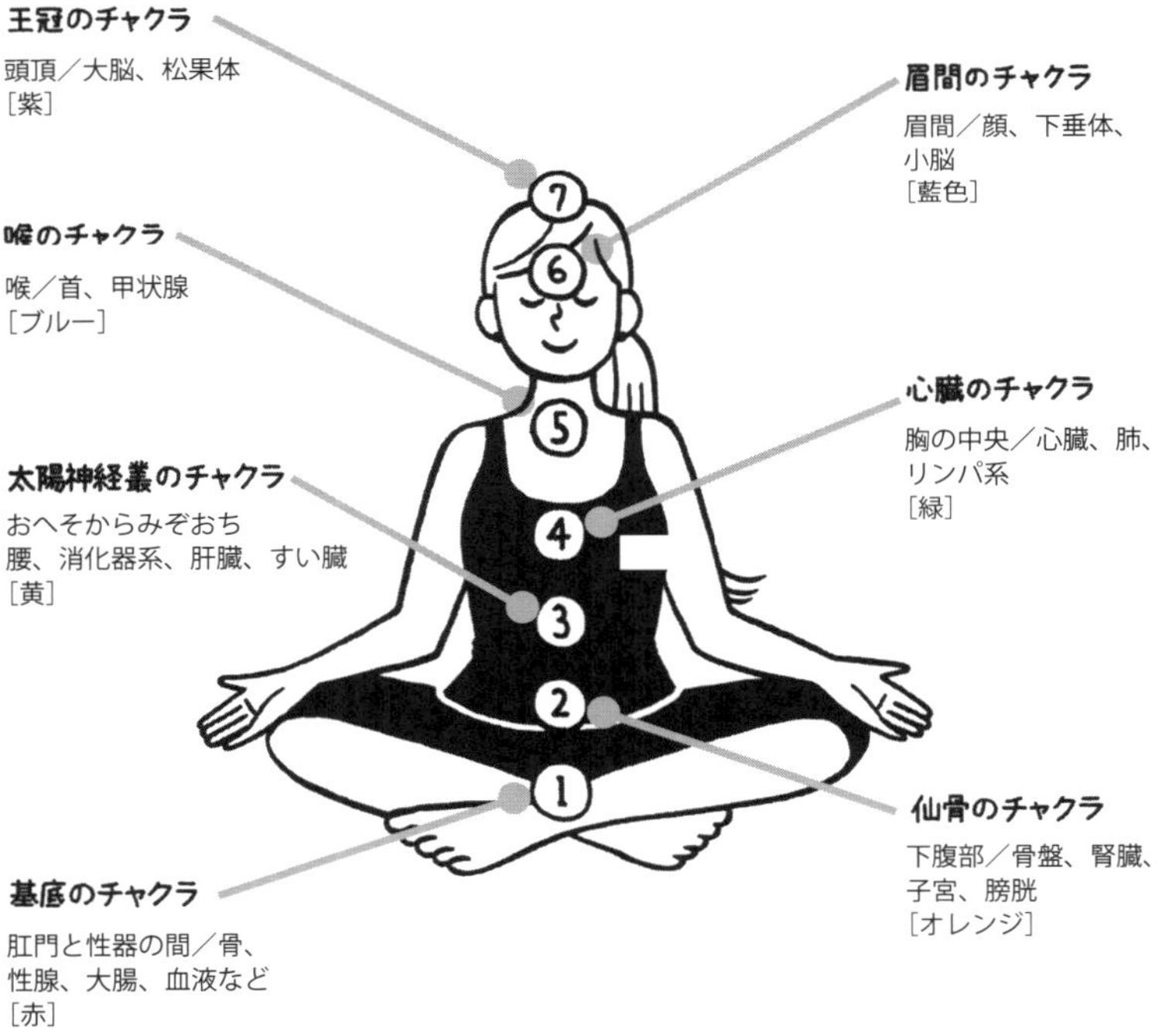

王冠のチャクラ
頭頂／大脳、松果体
［紫］
眉間のチャクラ
眉間／顔、下垂体、
小脳
［藍色］
喉のチャクラ
喉／首、甲状腺
［ブルー］
心臓のチャクラ
胸の中央／心臓、肺、
リンパ系
［緑］
太陽神経叢のチャクラ
おへそからみぞおち
腰、消化器系、肝臓、すい臓
［黄］
7
6
5
4
3
2
1
仙骨のチャクラ
下腹部／骨盤、腎臓、
子宮、膀胱
［オレンジ］
基底のチャクラ
肛門と性器の間／骨、
性腺、大腸、血液など
［赤］

各チャクラの性質

各チャクラの性質を知って、今の自分に必要なエネルギーがあれば、そのチャクラを意識して瞑想します。

第1　基底のチャクラ（ルートチャクラ）

地球（物質界）とつながり、地に足をつけて生きるという安心感をもたらします。

あなたの本能的な行動は、このチャクラのエネルギーによるものです。

このチャクラに詰まりがあると、存在感のない、フワフワとした感じがします。他者との関係性も希薄になります。

第2　仙骨のチャクラ（サクラルチャクラ）

このチャクラの中心には、人生において受けるトラウマや痛みとは無縁の、純粋で天真爛漫なエネルギーが眠っています。何の制約も持たない自由な創造性を宿しています。

母親のお腹にいたころの安心感とつながると、世界を信頼するようになります。

このチャクラに詰まりがあると、自己否定的になり、他者に執着したり依存傾向を持つようになります。

第3　太陽神経叢のチャクラ（ソーラープレクサスチャクラ）

〝自分らしさ〟という個人のアイデンティティを維持するエネルギーがあります。

現代社会では〝自分らしさ〟より〝社会が望む自分〟に意識が偏り、必要以上に人目を気にしたり、〝こうあるべきだ〟という、独りよがりな主張を持ったりしやすくなります。

第3チャクラをきれいに流して、第2チャクラのエネルギーとつなげると、

〝本来の自分らしさ〟と出会うことができます。

第4　心臓のチャクラ（ハートチャクラ）

ハートチャクラとも呼ばれ、すべてのチャクラの中心にあり、思いやり、共感、許しなどの感情を司ります。愛の学び、あなたと深く関わります。このチャクラに詰まりがあると、傷つくことを怖れ、心を閉じて他者と関わることを避けるようになります。逆に相手に執着し過ぎて、他者との距離感が取れず、疲弊することもあります。

第5　喉のチャクラ（スロートチャクラ）

自分を表現する（話す）こと、つまり、他者とのコミュニケーションを司ります。

思ったことを素直に伝えることは、人生を自分らしく創造する扉を開きます。

ハートチャクラのエネルギーと作用し合うことで喉のチャクラを活性化し、

真実の感情を伝えることができるようになります。
このチャクラに詰まりがあると、人の目が気になり、言うべきことを飲み込んでしまったり、逆に他者に厳しく、批判的になったりします。

第6　眉間のチャクラ（サードアイチャクラ）

自分の物事の見方や判断が表面的であることを、気づかせてくれる場所です。必要のないさまざまな思い込みなどから解き放たれ、本来の純粋なエネルギーとつながります。
このチャクラに詰まりがあると、知性に偏り過ぎる傾向が強くなり、他者に対して支配的になり、周りの人に緊張感を与えます。

第7　王冠のチャクラ（クラウンチャクラ）

「すべては一つである」という感覚や一体感を呼び起こす、至福のエネルギーがあります。

生きとし生けるものとの間に、感謝と深い安らぎを感じ、人生に対しても理解が生まれます。

このチャクラのエネルギーが強過ぎる場合、浮世離れした、突飛に見える振る舞いをしたりします。現実からかけ離れてしまいがちです。

第1～3チャクラの現実的なエネルギーとのバランスを取っていきましょう。


（NIKE瞑想ホームページより引用）

8 身体も精神も調える「チャクラ瞑想」

先にあげたように、それぞれのチャクラには特徴があり、独立して働いていますます。それを知っておくと、身体のエネルギーを調えるのに役立ちます。

〝意識をする〟というパワーは、想像以上に強いものです。身体の調子のよくないところがあったらそこを意識し、いたわってあげましょう。

たとえば、胃の調子がよくないなと思ったら、第3チャクラを意識して瞑想します。喉が詰まるなら第5、目が疲れたなら第6といった具合です。

また、精神的なエネルギーバランスを取るのにも、チャクラは有用です。「言いたいことが言えなかった」という日は第5チャクラを、人間関係がうまくいかなくてストレスになっているときには第4チャクラを感じてエネルギーをチャージし、心を休ませます。

身体は、エネルギーで満ちている器です。このエネルギーのバランスを調えて、器までお掃除していきましょう。

もしチャクラをイメージしづらかったら、実際にその部位を触ってみるのもいいでしょう。

頭の中で視覚化することが得意な人と苦手な人がいます。どちらがよいというわけでもありませんので、苦手だと感じたら、身体に触れて確かめながらイメージしてみてください。

チャクラは、エネルギーに敏感だった先人たちが、理論として遺してくれたものです。

インドのほかに、エジプト、中国、ゾロアスター教徒、マヤ族、ネイティブアメリカン、インカ族など、世界中で、古くからチャクラの存在が語られてきました。

けれど、それを同じように感じなければいけないというものでもありません。

チャクラについての知識は、自分でしっくりくるところだけ組み入れて、利用してください。

一番大切なことは、あなた自身が心地よいと感じることなのです。

9 生活をスムーズにする「第1〜3チャクラ」

もう少しだけ、チャクラについて触れておきましょう。

七つのチャクラを大きく分けると、第1〜3の下部のチャクラと、それより上に位置するチャクラに分けられます。

第1〜3は、大地に根差したエネルギーを司っていて、人間として生活していくのに必要な、本能的な衝動に関連します。そのため、人間よりも動物のほうが発達していると言われます。

第4チャクラより上になると、だんだん宇宙的なものにつながるようになり、第6、7は、人智を超えた感覚と関連を持つようになります。

そういう意味で考えると、リラックス瞑想では、第1チャクラから意識していくのがよいかもしれません。

リラックス瞑想は、日常生活の質を高めるためのものだからです。

ですから、第1〜3のチャクラについて、もう一歩踏み込んで説明してみます。

第1チャクラは、あぐらで床に座ったときにちょうど大地に触れるあたりです。

ここに意識を向けると、地に足をつけ、安定した生活を営むエネルギーが高まります。

意識の向け方がわからないという人は、自分が木になって、根っこから、地球のエネルギーを吸い込んでいるイメージを持って瞑想してみましょう。

第2チャクラは、おへその下のあたりです。

生命に欠かせない水（体液）と関わるので、静かな海の波に身体を浮かべるイメージを持って瞑想すると、波のリズムが共鳴して身体のリズムが調います。

ここには、本来人間が持っている純粋な生命エネルギーがあります。それは、私たちが子どものころから育つ過程で身に着けてしまう〝思い込みや感情的な傷とは関係のない〟生命そのもののエネルギーです。

じつは、このエネルギーをなかなか上に上げられないことが、人生の生きづらさにつながっていきます。

第2チャクラの純粋エネルギーをスムーズに第3へ上昇させることが、人生を楽しむコツになると言えましょう。そのためにも、瞑想でエネルギーの滞りをなくすことが大切です。

第3チャクラは、みぞおちのあたりで、上向きの大地のエネルギーと下向きの宇宙のエネルギーが出会う場所です。

消化器系の内臓、交感神経など病気と関わる器官があり、ストレスの影響を受けやすいところです。太陽のような熱と活力がありますので、太陽のあたたかさをイメージして瞑想すれば、悪いものをよいものに変える力が湧くでしょう。

〝自分〟という個人的な感覚を確立するところでもあります。自分を認めて大切にすることはとてもよいことなのですが、現代は個の意識が極まってしまい、横とのつながりが希薄になる傾向をもたらしています。

地球の磁場でつくられた生命エネルギーは、第1チャクラから身体に入り、2、3と上昇して、色を変えながら（P102参照）上っていき、7から空へ出ていきます。

大地のエネルギーを上手に取り込み、活性化しながら、上らせていくと、心身ともに健やかでいられます。

10チャクラは、協力し合ってバランスを

P102でも紹介したように、各チャクラには固有の性質がありますが、それぞれ単独で働いているわけではなく、周りのチャクラと協力してバランスを調え合っています。

説明上、分けられていますが、じつははっきりと分かれて存在しているわけではありません。それぞれが関連し合ってエネルギーのやりとりをしています。

たとえば、第3チャクラの説明で、
〝現代は個の意識が極まってしまい、横とのつながりが希薄になる傾向がある〟と書きましたが、その影響は、第5チャクラにも及んでいます。他人との信頼関係が薄いため、本当に思っていることが言えず、喉のチャクラである第5チャクラを詰まらせている人が増えています。

そして、第3と第5のチャクラは、第4チャクラであるハートを中心につながっています。

個の意識が極まって言いたいことも言えずにストレスを抱えていると、第4チャクラも詰まってしまいます。

ここは、内臓がたくさん集まっているところです。第4チャクラのエネルギーが滞ってしまうと、内臓の働きも悪くなってしまいます。

このように、各チャクラは、お互いにつながり合っています。

そして、チャクラそれぞれは、内臓や骨など身体の部位とも関連していますので、身体の各部位も単独で存在しているのではなく、お互いが影響し合いながら存在しているのです。

日本の伝統医学である東洋医学は、病を部分的に診るのではなく、その人の身体全体を診ながら治療を進めていく医学です。身体の部位がお互いに影響し合っていることが前提になっています。東洋医学も、身体のエネルギーである〝気〟を調えるので、同じような考えに基づいているようです。

素晴らしい医学だと思います。

11 部分と同時に全体を調えるリラックス瞑想

前に、各チャクラが影響し合っているために、一つのチャクラの不調が他に及んでしまう例を出しましたが、見方を変えてみましょう。

どこか一つのチャクラを調整すれば、他のチャクラにもよい影響を及ぼすことができます。

リラックス瞑想をすると、生命エネルギーの流れがよくなり、それぞれのチャクラをきれいに掃除することができます。

チャクラは、滞りがなくなると、固有のパワーをより発揮できるようになりますが、どこか一つのチャクラが突出するのではなく、全体的に活性化するようになります。

そのため、どのチャクラに意識を向けても、身体全体の流れをよくすることができます。肩こりや腰痛のときに押す〝ツボ〟と同じようなもので、どこかに刺激を与えると、全体の流れがよくなるのです。

たとえば、「今日は胃腸の調子が悪いので、それに関連する第3チャクラ（太陽神経叢のチャクラ）を意識して瞑想しよう」ということでリラックス瞑想をしたとします。すると、その部分のチャクラエネルギーを癒すとともに、その周辺のチャクラにもよい波が伝播し、身体全体のエネルギーが調っていきます。

瞑想の優れたところは、どこに不具合があっても、どこに意識を向けても、結果的には身体全体に癒しをもたらしてくれるという点です。

ですから「どこというわけではないけれど疲れている」という場合でも、「身体が疲れているのか精神的に参っているのかよくわからない」というときでも、とにかく瞑想をすれば、すっきりしてしまうのです。

原因や理由はどうであれ、詰まっているエネルギーをきちんと流してあげることが重要なのですね。

そして、瞑想を続けていって、エネルギーが本当に調っていくと、七つのチャクラが一つにつながるようになります。

それは、身体も心も、精神もすべてが統合される、愛にあふれた状態です。自分自身はもちろん、周りの人にもよい波動を伝えることができます。

一朝一夕にはいきませんが、毎日瞑想を続けていくと、少しずつこの状態に近づきます。

瞑想の解毒力を生かす極意

1「汚れた眼鏡」はきれいに拭き取る！

1章で、潜在意識の浄化について話しました。

私たちは、生きている間に蓄積してきた〝記憶の眼鏡〟をかけていて、その眼鏡越しに物事を見ています。それがストレスの原因です。

ですから、その眼鏡の色をきれいに拭き取って、色を通さずに、物事を見ることが、心を楽にするポイントなのです。

そしてこの眼鏡を掃除してくれるのが、リラックス瞑想です。

瞑想で、毎日たまった記憶（心）の汚れをよくお掃除して、偏見の眼鏡を透明にしていきます。

これをやらないと、記憶の眼鏡の色は、どんどん重なっていき、濃く複雑になっていってしまいます。

これと似たようなことが、私たちの身体にも起きています。

現代日本人の周りには、身体によくないものがあふれている、ということを考えたことがあるでしょうか？

「身体によいものってどんなもの？」という質問もあるかもしれません。

一概に、「これがいいです、そしてこれは悪いですよ」とは言えませんが、基本的には、化学的につくられたものでないものが人間の身体には合うのだと思います。

私たちは生命エネルギーを巡らせて生きているのですが、自然の波動は生命エネルギーと同じようにやわらかく融和性が高いため、体内に入れても排出することができます。

ところが、化学的につくられたものは波動が硬くて、身体になじみません。そして、排出されずに体内のどこかに残ってしまいます。

この残留物が、潜在意識の色眼鏡のように、身体を汚していき、健康を害する要因となっています。

みなさんもお気づきとは思いますが、今の日本は経済優先主義です。化学的につくることのできる製品のほうが、コストを下げて大量生産することができます。そのために、多くの人が、身体に害を及ぼすようなものをたくさん利用してしまっているのです。

リラックス瞑想を続けていくと、次第に、自分の身体の様子を観察するようになっていきます。そして、身体をいたわる気持ちが育まれていきます。

瞑想を機に、身体によい食べ物や生活用品を使う習慣も身に着けてしまうことを、ご提案します。

2「食べ物」で生活の質を高める

リラックス瞑想は、身体をゆるめてエネルギーの滞りをなくし、身体の巡りをよくしてデトックス力を強め、心身を健康に導くものです。

しかし、せっかく身体の巡りをよくしても、身体に悪いものばかりを摂取していては、元も子もありません。身体の解毒作用が、とても追いつかなくなってしまいます。

最近は、食べ物や洗剤、化粧品にも、身体によくないものが含まれている、という危険性を訴える情報も出てくるようになりました。それを鵜呑みにする必要はありませんが、参考にしてご自身で判断し、選別して、身体に優しい生活を送るようにしてほしいと思います。

私はもともと〝健康オタク〟と言われるほど、健康には気を遣うほうなのですが、ある講演会で、「現代日本人は、平均で一年間に四キロもの添加物をためている」と報告されていました。

大量生産される食品がつくられる過程や材料も聞かされましたが、とても驚く内容でした。

加工食品は便利ではあるのですが、どうしても着色料や保存料が入ってしまいます。便利さと健康のバランスを取りながら、上手に利用してください。

生活リズムを乱したり、暴飲暴食を繰り返したりするなど、不摂生をして、エネルギーを浪費するのも避けたいところです。
また、みなさんもご存知のとおり、身体を動かせば、骨や筋肉も動いて機能が高まります。

瞑想をするだけでなく、そこに何か身体や心によい習慣を加えて、生活の質をどんどん高め、みんなで元気に暮らしていきましょう。

3 怒りが身体を悪くする理由

チャクラがエネルギーセンターであることは、前に紹介しました。
大地の生命エネルギーを私たちの身体に取り込み、巡らせる際の中核となります。

チャクラは、食べ物や環境、汚染など、外からの刺激に敏感に反応します。

人工物などで汚染され、感染にさらされると、チャクラはそれに対抗するためにエネルギーを費やして防御します。

すると、せっかく取り入れた生命エネルギーが減少していきます。エネルギー補給のつもりで食べたり飲んだりしたものが、かえってエネルギーを奪うことになってしまいます。

新鮮で安全な、生命エネルギーをそのまま取り入れられる工夫をしていきたいものです。

それから、感情や情緒も、チャクラに大きな影響を与えます。

たとえば、怒りは負のパワーが満載です。

そこで何が起こるのか見てみましょう。

何かに反応して怒りの感情を発生させる

↓

怒りを言葉に出す

↓

身体全身が緊張する

↓

身体のエネルギーの循環が悪くなる

↓

チャクラがエネルギーの必要量を確保するために、身体のエネルギーを消費する

↓

体調が悪くなる

このように、激しい感情は、好ましくない結果を生み出すことを留意して、日々をお過ごしください。

とはいえ、煩雑なこの世界で、怒りとまったく無縁に生きていくのは、なかなか至難の業とも言えます。

怒りなどの感情が湧いてしまうのは当然ですので、毎日、感情を鎮め流してくれる瞑想を続けることが大切です。

4「身体をきれいにする」ことが人生の醍醐味！

一つ、忘れないでおいてほしいことがあります。

私たちはみんな、もともとは滞りのないチャクラを持って生まれてきているという事実です。

第2チャクラの説明（P103参照）でも書きましたが、私たち人間を含むすべての地球上の生物は、何の曇りもない生命そのもののエネルギーを備えています。

いろいろな体験を通して、生物の純粋性が失われてしまうのは、人間の宿命ですが、それを元のきれいな状態に戻すことができるのも、人間の特権です。それを改善するのを楽しむのが、人生の醍醐味とも言えるでしょう。

そのための基礎になるのが、瞑想です。

チャクラをきれいにしてエネルギーをスムーズに流す（浄化する）方法は、ほかにもいろいろありますので、相乗効果として、みなさんもいろいろと調べてトライしてみてください。

チャクラの詰まりを取り去り、エネルギーを流してあげる方法の例として、色のパワーをイメージする方法と、音を聴く方法を紹介しましょう。

チャクラは、色や音（の波動）にも反応します。

102ページに、対応する色とチャクラの性質が書かれていますので、あなたが必要と感じるチャクラエネルギーの色を思い描いて瞑想してみてください。あるいは、今日必要だなと直感した色のものを身に着けてみると、楽しみながらエネルギーを充電することができます。

音のほうで、よく使われるのがマントラです。ヒンズー寺院などでよく使われるので、いろいろ調べてみるとよいでしょう。有名なものでは、宇宙の始まりの音とされる「オーム」や、最強のマントラと言われる「ガヤートリーマントラ」、癒しの効果があるという「シャンティマントラ」などがあります。

私はリラックス瞑想をもっと深めるための瞑想法を伝授しているのですが、それはこのマントラを利用した方法です。

私が瞑想をするとき、また瞑想指導をするときにもマントラを使います。マントラの波動をメロディにのせて歌うと、瞑想に入りやすくなるのです。瞑想指導では、そのマントラの波動をみなさんにお渡しし、リラックス瞑想を深めるためのツールとして活用していただいています。

アロマオイルもそうですが、マントラは、瞑想を深めるための効果があると思っています。

また、仏教の真言(お経)や、キリスト教の教会で歌われる讃美歌なども、よい波動を持つとされています。

波動のよい音は、自然なエネルギーの流れを起こし、それを身体とチャクラの中に巡らせることができます。

いろいろとお試しください。

5 身体にとっての「優先順位」とは?

何度も繰り返していますが、本当に今の日本は便利になりました。

スーパーへ行けば安価でおいしいものがすぐ手に入ります。見た目もきれいだし、保存も利くので、ある程度の買いだめもできて、時間のやりくりにも重宝します。

ドラッグストアに行けば、いい香りのするシャンプーやカバー力の高い化粧品がたくさん並んでいて、より取り見取りです。

世の中がこんなに便利になっているのに、わざわざ無農薬や自然食品など、値段の高い食材を買って自分でつくって食べるというのは、少し変わり者の部類に入るかもしれません。大病をしたとか、すごく興味があるとか、特別な背景を持つ人が多いのでしょう。

健康ブームに火が付いたときに「食事を見直そう」と思い立っても、やはり、「コンビニのほうが楽だわ」とか、「安いほうがいいわ」と、元に戻っていってしまう人が大多数のようです。

しかし、そのような、多くの日本人の行動は、自分の身体というものに焦点を当てていないがために、そうなっているのではないか、と私は思っています。生物としての基本（身体）を、ふつうに調えようとすれば、経済や流行に流されることはなくなるのではないでしょうか。

もちろん、実際には、予算との兼ね合いや時間のやりくりといった事情があります。それを考慮せずに「健康のためにこうあるべき」と突っ走っていくのも、ストレスを生み出す原因になりかねません。

何事もバランスです。どちらかに偏り過ぎずに、食べ物や生活用品選びを楽しんでいってください。

何を食べるか何を使うか、というよりも、「自分の身体はどうしてほしいのか」を優先しながら過ごせばいいと、私は思っています。
そして、それに気づくためには、瞑想が役立つのです。

「瞑想＋α」に香りを

6「状況が悪くなる」ことも自然の流れ

私が三〇代半ばのある日、大きな喉の腫れに気づきました。あわてて病院で検査を受けると、甲状腺腫という診断を受けました。

悪性ではなかったのですが、半年に一度は検査するように言われました。医師によると、「腺腫は組織が固まってしまった状態なので、小さくなることはない」ということでした。

それなら仕方がないと、長年そのままにしていました。

しばらく離れていた瞑想を再開したのは十五年くらい前です。だんだんと、エネルギーの動きを感じるようになりました。

いろいろなご縁が重なり、みなさんに瞑想をお伝えする役割をいただくようになったのですが、その後も瞑想を重ねれば重ねるほど、「自分の身体に、必ず何かしらの変化が訪れる」と思うようになりました。とくに、喉の線種に変化があることは、確信していました。

果たして、その予感は的中しました。

しかし、それは私の予想した内容とは、少し違っていました。

なんと、腺腫がなくなっていくのではなく、逆に、大きくなり始めたのです。

このように、エネルギーの滞りが流れるようになると、一見状態が悪くなったように見えることがあります。期待通りでないために、たいていの人はびっくりしてしまいます。

しかし、それは、再生していくための過程なのです。それを心得ておけば、その現状を受け入れることができます。

私も、「状況が悪くなる（線種が大きくなる）ことを受け入れる」ということを、この一件で体験しました。

7 引き寄せられた？「アロマセラピー」

そんな折、「引き寄せの法則」なのでしょうか、ある瞑想者の方から、優秀なアロマセラピストを紹介していただきました。

日本ではなじみはありませんが、アロマオイルを内服する、という療法でした。

アロマオイルの内服は、日本ではほとんど行われていません。

私も、少し抵抗はありましたが、そのアロマセラピストさんにお電話し、いろいろ話を聞いてみると、合点がいきました。日本で使われているオイルとは、全然質の違うオイルを使用するのです。

甲状腺は、喉のチャクラである第5チャクラの領域です。ここを調えるオイルを調合してもらい、指示通り内服することにしました。

それから五月（五カ月）が過ぎたころ、あれだけ固く沈黙していた腺腫に、変化が起き始めました。

一度は大きくなったその部分が、だんだん小さくなり始めたのです。今では、半分以下にまで小さくなっています。

この体験は、私にとって大きなものでした。

エネルギー・メディスンである瞑想に、オイルをプラスすることが、どんなに効果的かということに気が付いたのです。

しかも、アロマセラピーは、チャクラの理論を使ってオイルを調合します。

8 瞑想の働きをさらに高める「上級コース」

アロマセラピーは、植物療法、「ハーバル・メディスン」と呼ばれます。エネルギー・メディスンである瞑想の働きを、一層高めてくれるものとして、私は紹介しています。

前に書いた、各チャクラに適応するオイルを、塗ったり香りをかいだりすることで、チャクラを活性化し、エネルギー作用を飛躍的に高めます。

海外では医療行為として本格的に導入されているアロマセラピーですが、治療のときには、チャクラへの働きかけが重要視されているそうです。

体調の悪化は、エネルギーセンターであるチャクラの乱れが原因であるとして、それに適応するオイルを処方（塗布、内服）し、さまざまな病気治療（とくに婦人科系）で高い効果を上げています。

現代医学では、チャクラのエネルギーを認める立場は取っていませんが、必ず近い将来、この微細な生命エネルギーに注目することになるのではと思っています。

ある専門家の資料によると、瞑想中に発現するα波が出ているときに、アロマオイルを使うと、その伝達の速度が数十倍にも上がるそうです。

そう考えると、瞑想で生命エネルギーを調えながら、アロマオイルを使う（塗布）というのは、最高の組み合わせと言えるでしょう。

身体の力が抜けた、本来のエネルギーの流れに、アロマオイルのやわらかい波動を乗せると、瞑想だけ、あるいはアロマだけのときよりも、ずっと、内側に浸透しやすくなります。
各チャクラを活性化し、心にも身体にも、もっと深いところで言えば臓器やホルモンにも、必要なエネルギー（波動）を効率よく届けます。

そして、アロマには、滞りをなくすだけでなく、悪いものや不要なものを体外に出す解毒の力があります。よいものを効率よく取り込み、必要のないものはスムーズに排出する優れた効果を持つ施療です。

9 香りは目に見えない波動！

香りは、生命エネルギーと同じで、目に見えないエネルギーです。
そして、同じように波動を持っています。

その波動が、瞑想でつくられた生命エネルギーの流れに乗って心身によい影響を与えるわけですが、アロマオイルであれば何でもよいわけではありません。

チャクラごとに、有効に作用するオイルを使います。

たとえば、ハートチャクラには、愛情を浄化してくれるネロリや、許しや癒しを生み育むメリッサなどの植物を含むブレンドのオイルを使います。

このようにしてブレンドされたオイルを、適応するチャクラに塗布したり、香りをかいだりして瞑想します。直接肌に塗りたくないというときは、ストールなどにオイルを付けて、香りを楽しみながら瞑想に入っていきます。

オイルは、ブレンドの内容以外に品質も重要視します。肌に直接塗布しても安全な、質の高いものを使ってください。

前出のアロマセラピストさんは、良質のオイルを探して世界中を回り、製作現場を自分の目で確かめたものだけを入手しています。そのくらいのこだわりを持った人だからこそ、私は内服用のオイルをお願いしたのです。

オイルならば何でもよいわけではありません。食品や生活用品のところでも書きましたが、選び方を間違えて、悪いエネルギーを、あなたの大切な身体に巡らせないように、ちょっとだけ気づかいをしてみてください。

そして香りのエネルギー（波動）にも、人工のものと自然のものとで大きな違いがあります。

実際にアロマを使うまで、私も深く考えたことがなかったのですが、私たちはふだんの生活の中で、たくさんの人工的な香りに囲まれています。この世の中で使われている芳香剤のほとんどが、人工的につくられた香りと言えるでしょう。

前にも触れましたが、自然のものでない、化学的につくられたもののエネルギーは、生物体にはなじまず、そのうえ、身体に残留してしまうという性質を持っています。人工的な香りも同様で、私たちの身体の中の細胞に、たくさん付着してしまっていると言います。

それが、生命エネルギーの流れの滞りを起こす原因にもなっています。

香りにそんな危険が潜んでいるとは、私はまったく知りませんでした。初めてそれを聞いたときには、本当に驚きました。

ですから、瞑想で使うアロマオイルは、自然のものにすることが重要です。せっかく瞑想でエネルギーがうまく流れるようになっても、そこで滞りの原因となる人工の香りを取り込んでしまっては、アクセルとブレーキを同時に踏むことになってしまいます。かえって身体にストレスを与えることになりかねません。

自然のアロマオイル（エッセンシャルオイル）は、乾燥させずに生きている状態の花や茎、葉、樹液などを使ってつくられています。やわらかな命のエネルギーがそのまま凝縮されているのです。

少し値段が高くても、自然のオイルを使うようにしてください。

第３章

女性のストレス、男性の苦しみを瞑想で消す！

女性でいることは素晴らしい！

1 女性の〝モヤモヤ感〟はいつからなのか

私が、〝女性エネルギー〟を意識し、改めて考えるようになったのは、今から数十年も前のことです。

一〇代の後半から、縁があって、プロの音楽の道に入ったのですが、そこは、女だから、男だからなんていうことを意識する世界ではありませんでした。

でも、結婚をして子どもを持つと、当たり前のように、自然と女性としての役割が与えられるようになりました。

多くの女性がそうだと思いますが、

「自分の選んだ道なんだから、家のことをきちんとやらなければ！　家事も子育ても、がんばるぞ！」

と頭では考えました。

でも、一方では、モヤモヤした感覚があって、

「この閉塞感は何だろう？」

と思う日々を過ごすようになったのです。


この、内側で起きたさまざまな「？？？（言葉にならない疑問）」を知りたくて、本を読むようになったのですが、そのときに出会ったのが、〝フェミニズム〟について書かれたものでした。

私にとっては、「そうか〜、そうか〜」と、目から鱗が落ちるものばかりでした。そこで、〝女性に生まれたから〟という理由で、いろいろな制限を受ける社会システムについて、初めて考えさせられたのです。

そして、フェミニズムが、すでに一八世紀のフランスで起きた思想と知り、さらに感慨は深くなりました。

「これだけ時代が進んでいるのに、女性が感じている、憤りのようなモヤモヤ感は、依然として消えていない。ずっと長い間、繰り返されているんだ」

とわかったからです。

そのときのショックはとても大きかったのですが、だからといってそれをどうしようというところまでは、進みませんでした。

2 女性のストレスとの向き合い方

〝女性である〟ことがストレスになるということを感じ取りながらも、家の仕事をして、日々の生活を送ってきた私でしたが、いろいろなご縁があって、数年前から瞑想をお伝えする役割を得ることになりました。

瞑想を伝え始めたころは、特別に女性を意識していたわけではないのですが、これも流れの中で、女性のための瞑想教室を開くことになりました。

そこで、私が以前体験したモヤモヤ感が、自分だけのものではなかったことを、はっきりと知ることになったのです。

私がこれまで瞑想をお伝えしてきたなかで、もっとも深刻なエネルギーのしこりが、じつは、女性性に関するものでした。女性のための瞑想教室に参加した九割の女性が、

「女性として生まれてこなければよかった」

「女性であることは損だ」と思っていたのです。

そして、

「〝女性であることから生じるストレスを癒すために、瞑想をしてみよう〟と思って、ここに来ている」と言うのです。

「女性として生きることを楽しもう」

という気持ちが芽生えながらも、

「どうしたらよいかわからない」

という意見もたくさんありました。


これは、私にとっても、驚きでした。

フェミニズムについて学んだり、女性の歴史を知ったりして、

「女性はずっと虐げられ、コントロールされてきたんだな」と、認識はしてきましたが、目の前に、しかも今の時代に、まだ、女性であることを不自由に思う人がこんなにたくさんいるという事実がわかったからです。

現代の女性たちは、むかしよりずっと自由に見えるのですが、相変わらず閉塞感を感じていて、実際、そう思わざるを得ないようなことが、社会でたくさん起きているのですね。

歴史に残されたようなひどい事件、ということではなくても、社会に出て男性社会で働くなかでの不平等な扱い、家庭における妻として母としてという役割からの拘束、子どもを持たなかったことや未婚であることに対する周りからのプレッシャー、などなど…。

聞けば聞くほど、女性だからこそ起こる、さまざまな普遍的な苦しみが、たくさん出てきます。

瞑想会に参加される方から、そのような声をたくさん聞くようになり、

「これほど多くの女性がいまだにしこりを持っているということは、どういう

ことなのか」と、考えるようになりました。
もっと女性性を見つめ直してみる必要があると感じるようになったのです。

瞑想を続けてきた結果として、私は、
〝ネガティブな出来事が起きても、これは単なるプロセスである〟
と考えるようになってきました。

今、たくさんの女性が苦しんでいる事実があっても、それが表面に出てきたということは（小さな瞑想ルームの中で起こっていることであっても）、プラスに転じるチャンスが来ているのです。

これをチャンスにしてしまいましょう！
そう考えたほうが、楽ではありませんか？

今やっと、女性性を解放させる時期が来たのだと、私は思っています。

だからこそ、みんなで、現状を見つめ直し、冷静に対処していくべきだと思うのです。


ちなみに、パートナーの男性とわかり合えないことがストレスになることってよくありますよね？


その理由は、脳の違いにあるのだそうです。

脳には、感情を司る扁桃体というものがあるのですが、男性はこの小さい範囲だけで、不快感を感知します。扁桃体の記憶力は短期のもので、時間が経てば忘れてしまうという性質があるそうです。

一方の女性は、前頭前野という広い範囲で不快感をキャッチします。その記憶力は優れていて、それを言葉として貯蔵するといいます。

女性「いつもとぼけてばかりいて。どうしてわかってくれないのよ」
男性「そんなたいしたことじゃないだろう…」
という会話が生まれてしまうのは、誰のせいでもなく、脳のせいだったのです。

女性は、何十年も前の痛みの記憶が一瞬でよみがえってしまうのですが、男性はそんなことはすっかり忘れてしまう、というのも、脳の違いを知れば、「仕方がない」と楽に構えられますね。

私はこの脳の話を聞いて、男性も女性も、お互いの性差を理解することも必要なんだなぁとつくづく思いました。

今は、科学が発達して、身体の中で起きていることがいろいろと解明されています。そんな情報にも耳を傾けて、楽に生きるための安心材料にするのも、よいのではないでしょうか。

3 子宮から子宮へ伝えられる〝ストレス〟

さて、多くの女性が、女性性を否定している理由について、考えてみましょう。

その根っこの部分には、

「女性はこうあるべき」

「私は、男性に認められるような女性でなければならない」

という、強迫観念のようなものが存在しています。

改めて考えてみないとわからないくらい、今の社会では、表面には出てこないものなのですが、暗黙の中に、このような意識が潜んでいます。

それは、社会全体にあるだけでなく、たくさんの女性が、自分自身の中にも、刷り込んでしまっています。

本当の自分の気持ちと、〝こうでなければならない〟という気持ちが、せめぎ合っているために、疲弊してしまっているのです。


たとえば、子育てに関する圧迫感というものがあります。

最近、テレビで、この子育てに対する母親の圧迫感を、違う番組で取り上げていました。

女性のDNAに組み込まれている、太古からの記憶についてです。

その昔、子供を産んだ後、母親たちは家族や地域の育児に通じた年配者から子育ての援助があり、子供を産む以前にやっていた自分のやるべき仕事に自然と戻る自由があったというのです。

今、核家族の形態の中で、母親になった若い女性達の孤独を想うと、このことはもっと社会に発信すべきことなのだと感じます。

子供を預けて仕事へ行くことに罪悪感を感じ、そのために子供との距離がうまれることほど、悲しく悔しいことはありません。

私たちは、このことに対してもっと理解していく必要があると思っています。


そのように圧迫された感覚は、母から娘へ、と伝わってきました。


母と娘は、母と息子の関係よりも境界線が薄くなるものです。

そのため、母は、自分が受けてきたストレスを、遠慮をせずにすむ娘にぶつけてしまいます。母娘の関係が悪くなりがちなのは、そんな傾向があるからなのです。

思春期の女の子が、

「お母さんみたいな生き方はしない！」と言って、母に反抗するのはよくある話です。母の内面の、光と闇を感じ取った女の子が、それに不快感を表して、そう言い放ってしまうのです。

4 女性のストレスは瞑想で消す！

現代は母親が子育ての中心で、仕事のために託児所を探し、家事もこなし、本当に体力も心もすり減っています。

そのストレスが、子供に向かってしまうのを誰が咎めることができるのでしょう。

では、その伝播を止めるには、どうしたらよいでしょうか？

すでにストレスを抱えてしまったお母さんが、それを解消するためには、何をしたらいいのでしょうか。

同じ気持ちを分かち合える友人を持つというのが、理想的です。そんな思いを共有する機会があれば、ストレスは発散され、娘に当たる必要もなくなるでしょう。

しかし実際には、会社の同僚や近所のお母さん仲間の間では、ここまで深い話はできません。

みんな、何かうっぷんを抱えていても、外面的には、平気な顔をして生きているものなのです。

それでは、ストレスはたまっていくばかりです。

結局は娘にストレスをぶつけることになり、そしてやがて娘は母親になって、同じように子どもにぶつけてしまって、自分も罪悪感にさいなまれるという悪い循環がつくられていきます。

私は瞑想会のあとに、感想や意見を共有する時間を持つことにしているのですが、そのときに、

「やっとこの思いを吐き出せた」

と言う人がものすごく多くいます。

知らない人同士だし、みんな同じ思いを持っているという安心感もあって、素直な気持ちを出すことができるのですね。


そんな話を聞いたときには、私はいつも提案をさせてもらいます。

「女性という存在について、もう少しよく考えてみましょう」

「よく考えると、女性ってとても素晴らしい存在なんですよ」と。

5 子宮は生命を生み出す女性パワー!

女性に特有の器官が、子宮です。

ご存知のとおり、ここから、生命が生み出されます。

地球上に、新しいエネルギーを生み出す神聖な場所が、子宮です。

こんなに科学が進んだ現代社会においても、この、命が生み出されるしくみは、完全には、解明されていません。

女性は、人間には解明できない、神秘的な力を内在する子宮を持つ存在なのです。

そして、誕生した命を豊かに育んでいく〝母性〟も、女性には、生来的に備わっています。

女性は、この素晴らしい力を持って生まれてきています。

それだけでも、十分な存在です。

そして、その力を、自分自身の人生のために使っていくことができます。生命の可能性に満ちています。

まず私たち女性が、そのことを認め合い、誇りに思うことが大事なのです。

子どもを持たない選択をした女性の中には、
「出産しなければ、子宮を持っている意味がない」と、
罪悪感を持つ方もいらっしゃいます。

また病気で子宮を摘出した女性たちは、
「治療法として納得してのことでも、やはり女性性を手放したかのようで、罪の意識を感じる」と話してくれました。

けれども、そうではありません。
子どもを産まなくても（生命を産み出す子宮の機能を使わなくても）、子宮そのものが失われたとしても、生命を産み育むことができるという、そのエネルギー

は、決してあなたから離れることはありません。

結婚をしてもしなくても、子どもを持っても、子どもがいなくても、あなたは女性として存在しているだけで完璧なのです。

ただ単に、それを誇りに思ってください。

6　瞑想は隠されたエネルギーを放出!

女性性の素晴らしさ、おわかりいただけましたでしょうか?

しかし、実際に、今の日本の社会の構造を振り返ってみると、女性には不利なことが多いのが現状です。生活上の苦しみは、なかなかなくならない、というのが本音と言えるでしょう。

それを、何とか癒していきたい、というのが、私の願いです。

瞑想は、その癒しをもたらすことができる方法の一つです。

瞑想教室や瞑想会では、女性同士が話し合って思いを共有することによって、ストレスを発散することもしていますが、その本来の目的は、瞑想で心身の詰まりを流すことです。

女性の瞑想希望者は、年々増えてきています。私はそれを心から喜んできました。

「女性であることへの憤りやストレスから、だいぶ解放されました」

という声も届けられるようになり、これでみんなも楽になるかなと、期待で胸がふくらんでいます。

そんな矢先に、ある質問をよく受けるようになりました。

その質問を投げかける方のほとんどが、「相談しづらいことなのですが…」という言葉から話を始めます。

そして、自身の身体の反応の変化について話をされるのですが、簡単に言うと、性的な衝動が生じるようになってしまって困っている、という内容なのです。

瞑想を始め、回を重ねていくと、自分の奥底に閉ざされてきた〝野性のパワー〟や〝隠された本当の感情〟が活性化されることがよくあります。

たとえば、「怒ってはいけない、感情的になったらみっともない」と自制してきたものが、ワーッと出て、怒りが収まらなくなるというようなことが起こります。

今までしっかりと閉めていた蓋が、パカッと開いて飛び出してしまうような感覚です。

自分が何にそんなに怒っているのかわからないのですが、とにかく圧迫されていたそのエネルギーが、大放出するのです。


そんなときは、ただただその様子を見守ります。

それについて判断はせずに、「よくがんばってきたね」と、ねぎらいの言葉を自分に投げかけてあげます。

それが、瞑想による毒出しの効果です。隠れていたいらないものが、ドッと出て、それを出し切ることで、心の浄化が進みます。

このような瞑想の効果を知っておくと、慌てずにその時期を乗り越えられます。

「何が起きても大丈夫、いらないものが出ていって、きれいになる過程なのだから」と、思うことにしてください。

さて、さきほどの質問の話に戻ると、性的な衝動が表れるのも、同じ現象と言えます。ずっと眠っていた生物としてのパワーが浮上してきて、そのような感覚を持つようになるのです。

瞑想には、静寂さもありますが、同時に強い力もあるのです。
性的なエネルギーが活性化するということは、比較的よく起こる現象です。
生命の根っこは性的エネルギーなのですから、当然とも言えるでしょう。

しかし前もって、そのことを知っていなかったら、戸惑ってしまうのも、当たり前ですね。
「こんな感覚を持つなんて、なんて品が無いのでしょう。瞑想でおかしくなってしまったのかしら?」と、自分を卑下してしまう方もいらっしゃいます。

しかし、そんなことはありません。

女性としての性的な衝動があっても、いいではないですか。

これもすべて受け入れることを、瞑想でぜひ体験してみてください。

7 あなたの身体をもっと楽しもう!

日本では、女性が性的な感覚を持つことをタブー視する傾向があります。

なかには、

「そんなことからは、もうすっかり解放されています」

という進んだ女性もいらっしゃるようですが、大方の女性は、性的な事を口に出すことを躊躇します。


冷静に考えれば、男性が同じような感覚を持っても許されるのに、女性には許されていないというのは、不思議な話です。

「女性は貞節でなければいけない」という社会通念の刷り込みがあるために、

性的エネルギーが働くことを、否定的に見てしまうのですね。

けれども、そんなに深刻に考えるようなことではありません。性的な衝動というのは、単なる生命力なのです。生命に与えられた贈り物であり、自然に湧いてくるものなのです。

ですから、わざわざ押し殺すのではなく、自分のペースでそれを楽しんでしまえばいいのです。

欧米では、女性が性的な話題にも開放的になれるようなワークショップが、あちこちで開かれています。

日本人の私たちには、まだ彼女らのようには大胆になれないかもしれません。文化の違いがありますので。私も、「ちょっとついていけないな…」と思うくらいです（笑）。

外国のことは、そんな感じで、参考にしていただければと思いますが、まずは、他人や常識を気にするよりは、あなた自身の感覚や考えを大切にすることが大切です。

あなたの身体は、あなたのものです。自分の感覚を、ぜひ楽しんでみてください。

わたしは、瞑想を通じて、女性エネルギーの素晴らしさを認めたり、それを活性化する、つまり、肯定する場を提供していきたいと考えています。

〝女性であることを誇りに思って動き出したい〟と思う女性が大勢いることに気づいたからです。

そして、そのために瞑想が有効であることも、たくさんの経験を通じて知ることができました。

この恵みがより多くの人に届くように、瞑想を知ってもらいたいと思っています。

8 男性にも贈られた「瞑想の恩恵」!

さて女性のお話が続きましたが、当然、男性にも瞑想の恩恵があります。

この社会の中で生きる人間の半分である女性が息苦しい状態であれば、半分の一方である男性が、そのエネルギーに影響されないわけがありません。

女性が癒されていなければ、男性もゆがんだエネルギーを使っていかなければならないのです。そのことによって、社会全体のエネルギーがよどんだものになってしまいます。

個々はもちろん、同時にみんなが楽になるということが、地球全体のエネルギー循環にとって、重要なことなのです。

また、〝女性はこうあるべき〟という観念があれば、当然男性側にも〝男たるもの、こうであらねば〟という考えが、まかり通っています。


「男は強くなければいけない」

「人前で泣いてはいけない」

「負けてはいけない」

などという潜在意識があって、それによって苦しむことも、たくさんあるのではないでしょうか？

9 男性も瞑想で生命とつながる！

私は、女性ばかりでなく、男性の方々にも、安心感を感じて生きていってもらいたいと思っています。

男性として生まれても、人間にはすべて、女性性というものが備わっています。

けれども、今の社会の中で、男性が女性性を発揮する機会は、なかなかないようです。

最近は、「育メン」「お弁当男子」など、家庭的な男性が増えているようで、そんな情報を聞くと、私は「ほ〜〜〜！」と、すっかり嬉しくなってしまいます。

それでも、まだまだ一握りのパイオニアがいるという程度でしょう。

女性性というのは、まさに生命エネルギーの源です。

マザーアースと呼ばれる地球とのつながりを感じるのも、女性性です。

「男は女々しくてはいけない」などと思わないで、男性の方々にも、生命とのつながり、大地とのつながり、生命を育む心を大切にしていってほしいと思います。

男性は、現代社会において、女性よりも自由でパワフルな存在です。

その一方で、生命とのつながりは女性よりも弱い傾向にあります。

女性は生まれながらにして、大地に根ざしているけれど、男性は確固たる生命とのつながりが希薄と言われています。

若いときは体力があって、仕事などで切磋琢磨し、競い合うことで、自由に自分を表現したりしていますが、だんだん年を取ってくると（ぬれ落ち葉なんていわれるようになることも!?）、言いようもない孤独感に襲われる人が多くなってきます。

ずっと会社勤めをしてきて、胸を張って生きてきたけれど、定年を迎えると同時に元気がなくなってしまって鬱っぽくなってしまうというのが、わかりやすい例です。

どうしてそんなことになってしまうのかと言うと、それまでに、もともと備わっている女性性を使えてこなかったからなのです。

会社や組織、社会とのつながりはあったとしても、生命とのつながりを持ったことがなく、時間を過ごしてしまったからなのです。

いつからだって遅くはありません。孤独感を感じたときには、瞑想で身体と心を休めて、地球とのつながり、生命とのつながりを感じていきましょう。

私たちは、みんな根っこでつながっているのだという安心感を感じてください。

この本で提案しているリラックス瞑想に対して、「大の男がそんなことやったら笑われる、かっこ悪い」というようなことを考えているとしたら、危険信号です。

そんな制約など脱ぎ捨てて、チャクラをイメージしたり、香りのよいオイルをかいだりして、あなたの内側に眠る女性性を開花させましょう。

何よりも、偏っているエネルギーの滞りを流すことが大切です。

今までの社会は、男性エネルギーが優位でした。それがゆがみを引き起こしていたのですが、それを本来のバランスのよい状態に戻すことが大切です。

男性エネルギーと女性エネルギーは、どちらが優勢でもよくありません。

バランスを取って、みんなが認め合える、みんなが同じ生命だと優しい気持ちになることが、大切だと思っています。

10 瞑想の効果が幸福を引き寄せる!

年を重ねるにつれて、つくづく、
「女性と男性は、違う生き物なのだなぁ」と、感じるようになってきました。
違うのに、お互いが、
「何でこの気持ちがわからないのか」と言い合っているのも、不毛な話ですね(笑)。
かえって〝違うことを楽しめる〟くらいになってしまえば、人生も楽になります。

じつは、この点では、私もその経験者です。瞑想を始めてから、夫と言い争うことがめっきり減りました。

先日も、子どもから、

「最近、夫婦喧嘩しなくなったね〜」

などと言われたばかりです（笑）。

男女の違いを認識できるようになれば、あなたに関わりのある男性（または女性）との間に、共通の空間が出来始めます。

すべてが一緒でなくても、同じ部分を見つけて、そこをくつろぎの空間にしてしまえばいいのです。

その空間を与えてくれるのが、瞑想です。

瞑想には、違うもの同士に、共有感を与えるという効果があります。

瞑想をすることが、今よりずっとふつうになって、歯を磨いたりお風呂に入ったりするのと同じようなレベルになれば、日本中が、そして世界中がもう少し平和になると思っています。

一人ひとりが、毎日瞑想をすることで、心と身体のお掃除をし、健康で美しく暮らせるようになることを願っています。

最後に、この本の提案と、私の感覚を生き生きとした文章に編集してくださった井上さおりさんそして興陽館の本田道生氏のプロフェッショナルな視点から、一冊の自由な瞑想の本が生まれました。

初めての慣れない作業を、辛抱強くサポートしてくださったお二人に心より感謝いたします。数年にわたり私とかかわってくださった、瞑想実践者すべての方の貴重な経験によって瞑想に新しく触れる方へと繋げてくださった本でもあります。

このことにも、深く感謝の気持ちをお伝えしたいと思います。
ありがとうございました。

いますぐ! 身体も心も美しくなる
すごい瞑想

惣領智子

2016年9月1日　初版第一刷発行

著　者　　惣領智子

発行者　　笹田大治
発行所　　株式会社興陽館
〒113-0024
東京都文京区西片1-17-8KSビル
TEL:03-5840-7820
FAX:03-5840-7954
URL://www.koyokan.co.jp
振替:00100-2-82041
装　丁　　小口翔平 + 上坊菜々子(tobufune)
イラスト　小幡彩貴
校　正　　新名哲明
編集協力　井上さおり
編集人　　本田道生

印　刷　　KOYOKAN.INC
DTP　　有限会社ザイン
製　本　　ナショナル製本

ISBN978-4-87723-208-5 C0095

●興陽館の本

100%の幸せ

心から幸せになり、すべてがうまくいく77の言葉　大木ゆきの

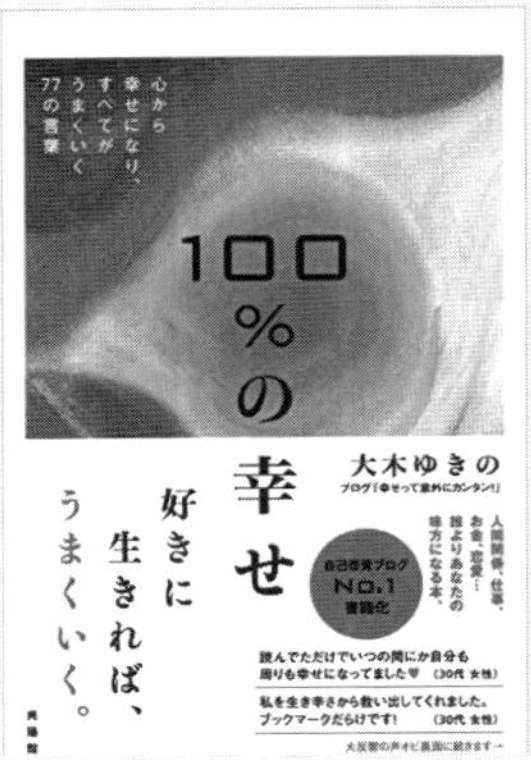

言葉のひとつ、ひとつが誰よりもあなたの味方になってくれる、100%「あなたを幸せにする」言葉集です。その生き辛さや、孤独、疎外感、不安や恐怖を心から解き放つ、心を軽くする本です。お守りのように、そっと読みかえしてみてください。

定価（本体1296円+税）
ISBN978-4-87723-191-0

あした死んでもいい片づけ

実践！覚悟の生前整理

ごんおばちゃま

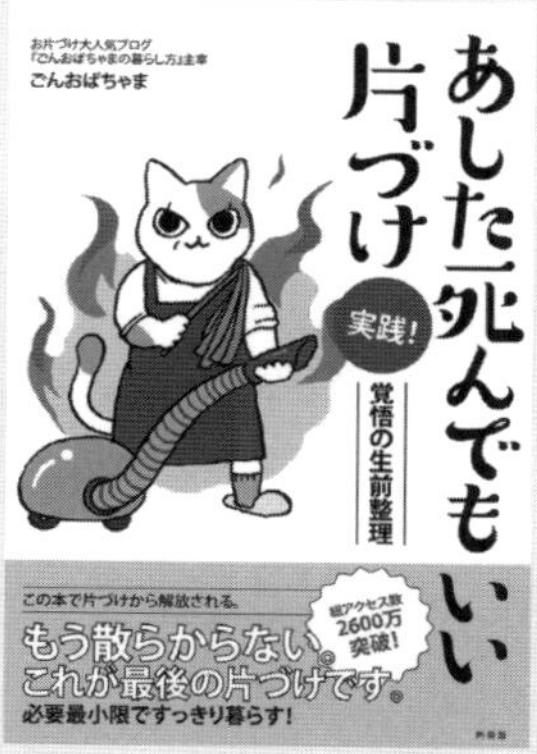

モノをへらす
具体的な方法が満載！

必要最小限ですっきり暮らす。
今日からシンプルライフ

定価（本体1200円+税）
ISBN978-4-87723-194-1 C0030